MW01608500

Sylvie Fortin

Cosmétiques
NON
toxiques

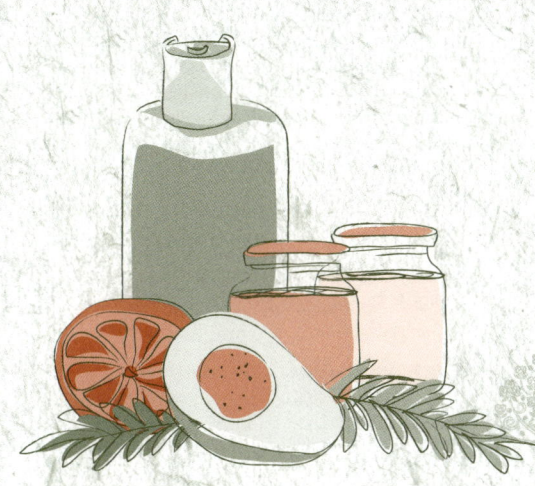

LES ÉDITIONS **LA PRESSE**

Catalogage avant publication de Bibliothèque et Archives nationales du Québec et Bibliothèque et Archives Canada

Fortin, Sylvie,
Cosmétiques non toxiques
Comprend des réf. bibliogr.
ISBN 978-2-923681-97-9
1. Cosmétiques. 2. Produits de beauté. 3. Peau - Soins et hygiène.
I. Titre.
TP983.F67 2011   668'.55   C2011-942095-3

Présidente Caroline Jamet
Directrice de l'édition Martine Pelletier

Éditrice déléguée : Nathalie Guillet
Conception de la couverture : Marie Blanchard
Conception de l'intérieur et mise en pages : cyclonedesign.ca
Illustrations : Catherine Cloutier / cyclonedesign.ca
Révision linguistique : Anik Tia Tiong Fat
Correction d'épreuves : Yvan Dupuis

L'éditeur bénéficie du soutien de la Société de développement des entreprises culturelles du Québec (SODEC) pour son programme d'édition et pour ses activités de promotion.

L'éditeur remercie le gouvernement du Québec de l'aide financière accordée à l'édition de cet ouvrage par l'entremise du Programme de crédit d'impôt pour l'édition de livres, administré par la SODEC.

L'éditeur reconnaît l'aide financière du gouvernement du Canada par l'entremise du Programme d'aide financière de l'industrie de l'édition (PADIÉ) pour ses activités d'édition.

© Les Éditions La Presse
TOUS DROITS RÉSERVÉS
Dépôt légal – 4ᵉ trimestre 2011
ISBN 978-2-923681-97-9
Imprimé et relié au Canada
Réimpression : février 2015

LES ÉDITIONS **LA PRESSE**
Les Éditions La Presse
7, rue Saint-Jacques
Montréal (Québec)
H2Y 1K9

Table des matières

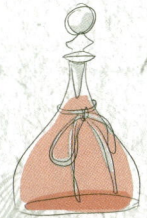
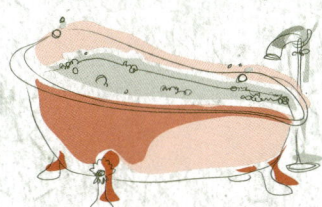
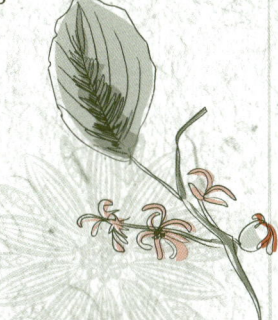

À MES PARENTS, À MES SŒURS, ANNE ET SUZANNE,
ET À SŒUR JEANNE D'ARC TURMEL

Remerciements

Je remercie pour l'aide apportée à la réalisation de ce livre Hélène Plourde, Gilles Couture, André Bélanger, Kristin Mueller, mes enfants pour leurs judicieux conseils et leur soutien, Raoul-Marie, Victor et Élise. Nous devenons ce que nous aimons, de là l'importance de l'idéal que nous choisissons et des êtres que nous admirons. Un merci particulier à Nathalie, éditrice déléguée aux Éditions La Presse, pour son respect, sa patience et sa douceur.

Avant-propos

« *Je me souviens, je me souviens*
Des heures et des entretiens,
Et c'est le meilleur de mes biens. »

(Paul Verlaine, *Romances sans paroles*)

Pendant 15 ans, j'ai donné des cours sur l'herborisation et la transformation des plantes médicinales, la fabrication artisanale du savon et de produits de soins corporels. J'ai eu le bonheur de rencontrer des centaines de volontaires, prêts à étudier et à travailler pour améliorer leur santé et leur beauté en fabriquant eux-mêmes leurs produits thérapeutiques et cosmétiques. C'est à eux et à leurs semblables que s'adresse cet ouvrage.

Dès lors, l'expérience acquise au fil des ans, une longue et patiente pratique « au fourneau » et les enseignements reçus et assimilés auprès de professeurs et de clients, ou lus dans des livres riches en savoir et parfois même glanés dans le meilleur d'Internet, m'ont permis de bâtir des cours et de présenter cet ouvrage. De surcroît, des botanistes et des herboristes chevronnés m'ont inspirée pour travailler avec les plantes médicinales et les transformer en cosmétiques.

L'abbesse Hildegarde de Bingen (1099-1179), une religieuse allemande auteure de plusieurs traités de médecine douce, est considérée comme la première femme phytothérapeute.

L'abbé Sebastien Kneipp (1821-1897), curé bavarois, guérisseur par les plantes et les bains (hydrothérapie), est un personnage important du monde des plantes médicinales. Il affirmait qu'il y avait une plante qui poussait contre chaque maladie.

Maria Treben (1907-1991), une autrichienne spécialiste mondiale des plantes médicinales, fut une inspiratrice importante dans mon cheminement vers l'autosuffisance thérapeutique et cosmétique. Ses livres sont une source inégalée de renseignements sur les plantes médicinales et sur leur transformation. Elle fut rendue célèbre dans le monde entier par la diffusion de son livre *La Santé à la pharmacie du bon Dieu,* écrit alors qu'elle était âgée de 73 ans.

Le frère Marie-Victorin (1885-1944), membre de la congrégation des frères des Écoles chrétiennes, botaniste, savant et passionné de sciences, dont l'œuvre principale est la *Flore laurentienne,* parue en 1935 et rééditée plusieurs fois depuis. Comme l'exprime si bien son biographe Louis-Philippe Audet[1] : « Il fut chez nous un novateur de la pédagogie des sciences naturelles. [...] Grâce à lui, les hommes de demain auront appris à regarder avec amour le beau visage de la nature laurentienne et à puiser dans cette étude des leçons de sagesse, d'équilibre et de beauté. »

Gisèle Lamoureux, fondatrice du groupe Fleurbec, publie depuis 1973 des guides d'identification des plantes sauvages de l'est de l'Amérique du Nord. Ces guides sont à la portée de tous et permettent de se familiariser avec la botanique.

---

1 Audet, Louis-Philippe, *Le Frère Marie-Victorin. Ses idées pédagogiques,* Québec, Éditions de L'Érable, 1942.

omille romaine (*Chamaemelum nobile*)
poudre 50 ml d'eau 25 ml d'infusion de ca
uile de tournesol biologique naturelle ou
ile) ¼ de c. à thé d'algue d'agar-agar en po
aine (*Chamaemelum nobile*) 15 ml d'huil
amomille romaine (*Chamaemelum nobil*
poudre 50 ml d'eau 25 ml d'infusion de ca

outtes d'HE ¼ de c. à thé d'algue d'agar-a
mille romaine (*Chamaemelum nobile*) 15
érée a la camomille romaine (*Chamaemel*
e 50 ml d'eau 25 ml d'infusion de camom
tournesol biologique naturelle ou macér
gouttes d'HE ¼ de c. à thé d'algue d'agar-a
mille romaine (*Chamaemelum nobile*) 15

Du plantain au rouge à lèvres

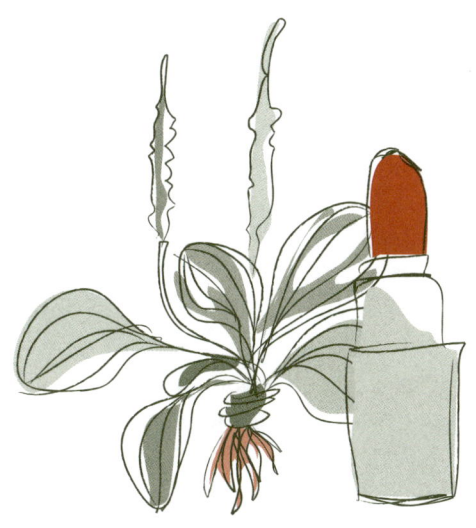

La *slow cosmétique* comme inspiration

Le mouvement *slow* qui vit le jour il y a une vingtaine d'années autour du *Slow Food* a produit ses fruits dans le monde entier. Dans son sillage sont apparus de nombreux mouvements *slow* dont la *Slow Architecture*, les *Slow Cities*, le *Slow Wear,* qui avaient pour but de modérer la course folle de la planète et de revenir aux techniques artisanales au bénéfice de l'environnement, des animaux et des producteurs. Le mouvement *slow* mise sur la recherche du bonheur durable.

Il n'est pas rare d'entendre quelqu'un avouer timidement qu'il a déboursé deux cents dollars et même plus pour un petit pot de crème antirides qui n'a en réalité d'antirides que le nom. *Cosmétiques non toxiques* propose de rendre accessible la fabrication de produits cosmétiques, d'hygiène et de soins. Vous y trouverez une liste des principaux ingrédients utilisés dans la fabrication des cosmétiques faits maison. Ainsi, vous serez en mesure de choisir les ingrédients en fonction de vos besoins et de vos goûts. Les méthodes de fabrication exposées sont simples et les recettes se déclinent à l'infini. Par exemple, une huile macérée au plantain peut devenir le composant d'un excellent rouge à lèvres, d'une crème de jour ou d'une huile de bain. Vous découvrirez le plaisir de concevoir et de cuisiner des recettes de cosmétiques ou encore de dessiner des étiquettes et de décorer des emballages. Nul doute que votre imagination s'envolera dans les sphères émancipatrices de la créativité ! De plus, vous économiserez à coup sûr en fabriquant vos cosmétiques.

Un des avantages écologiques de confectionner ses cosmétiques est de ne plus acheter de produits suremballés dans du plastique fabriqué avec du pétrole, une ressource non renouvelable. Selon un rapport scientifique publié en 2009, 4 % du pétrole mondial est utilisé pour fabriquer du plastique. Seulement une toute petite partie va au recyclage. Le reste est jeté et se retrouve, entre autres, dans la plaque de déchets du Pacifique Nord, une vaste zone d'ordures flottantes estimée à 4,5 millions de kilomètres carrés.

Cultiver et récolter les « simples » chez soi

« Pour participer plus activement à notre bien-être et à notre santé, il faut simplement écouter et faire confiance à ce que nous entendons, faire confiance aux messages que nous recevons de notre propre vie, de notre corps, de notre esprit et de nos sensations. »

(J. K-Zinn, *Où tu vas, tu es*, p. 201)

Les « simples », dont le nom prend son origine dans le jardin médiéval, sont des plantes aux vertus médicinales. Je propose de cultiver un *herbularius* ou un jardin de plantes médicinales à partir de semences, de boutures. Les simples se prêtent aussi à la culture en pots ou en boîtes à fleurs en les plaçant au bon endroit, ombreux ou ensoleillé, et en respectant leurs conditions de croissance. C'est là, dans l'*herbularius* ou dans la nature, sous la galerie ou près du trottoir, que les plantes pour fabriquer les produits de soins sont cueillies, celles que l'on piétine la tête en l'air. La plante sauvage l'emportera toujours sur celle qui est cultivée parce qu'elle pousse à l'endroit où Dame Nature l'a voulu et qu'elle aura des propriétés actives supérieures du fait qu'elle n'est ni engraissée, ni arrosée, ni sarclée tous les jours.

Au Québec, il y a toutes les plantes nécessaires pour prendre soin de soi ou se soigner, nul besoin d'acheter des plantes importées. Afin d'identifier les plantes sauvages, il convient de se référer à un guide d'identification. Pour obtenir plus de précisions, et pour confirmer l'identification de l'espèce, on consultera une flore, comme la *Flore laurentienne* du frère Marie-Victorin ou la *Flora of Canada* de Scoggan, en quatre volumes.

Plus les terrains sont pauvres, plus les plantes médicinales qui y croissent sont actives.

Lors de l'herborisation, la sauvegarde de l'environnement est un enjeu important. Le cueilleur consciencieux doit se renseigner sur les droits de cueillette, car la plante choisie pourrait figurer parmi les espèces menacées ou vulnérables au Québec ou encore en voie de disparition. À ce sujet, il convient de se référer aux documents produits par le ministère du Développement durable, de l'Environnement et des Parcs.

Récolte des plantes

Les «simples» se récoltent par temps sec et ensoleillé afin de préserver leurs vertus curatives. Il est aussi plus agréable de se promener par beau temps dans la nature afin de profiter des joies de l'herborisation. Dans le courant de la journée, le soleil écrase la plante et affaiblit considérablement ses principes actifs. De plus, les plantes relâchent leurs huiles essentielles quand la température est au-dessus de 30 °C. Les plantes sont donc ramassées après l'évaporation de la rosée, soit entre neuf heures et midi. Ne cueillir que la quantité nécessaire afin d'éviter le gaspillage.

Couper les plantes entre le pouce et l'index, sans sécateur, sauf pour les tiges, en laissant au moins 2,5 cm de tige au-dessus du sol. Éviter de déraciner la plante, sauf si l'espèce est localement très abondante, afin de la protéger et d'ainsi permettre sa reproduction. Éviter les cueillettes au bord des routes achalandées, des zones polluées, des vergers et des terrains à culture intensive où beaucoup de pesticides sont utilisés.

Les fleurs et les sommités fleuries se cueillent en général avant leur plein épanouissement, car c'est à ce moment-là qu'elles ont le plus de force. Il est préférable de ne pas laver les plantes avant de les faire sécher. Quant aux feuilles, elles se récoltent lorsqu'elles ont achevé leur développement, juste avant la floraison parce que c'est à cette période qu'elles sont les plus chargées en principes actifs.

Les racines se déterrent de préférence au printemps et à la fin de l'automne, soit avant la floraison ou lorsque la plante est au repos végétatif et que sa croissance s'arrête. De plus, on les cueille en soirée, car c'est à ce moment de la journée qu'elles sont particulièrement chargées de sucs, contrairement aux parties aériennes qui sont gorgées de sucs le matin. Certaines plantes, tels la consoude et le raifort, possèdent des racines si profondes qu'il n'y a pas à se soucier de leur reproduction, tout comme le prolifique pissenlit.

Séchage

Les parties cueillies de la plante sont hachées et placées sur des sacs d'épicerie en papier brun, recouvert d'un autre papier brun, et ensuite déposées sur des grillages dans un lieu aéré et sec comme, par exemple, un grenier ou une remise extérieure. La plante doit sécher à la noirceur et le plus rapidement possible. L'eau de la plante s'évaporera alors que la plupart des substances actives seront conservées. Après le séchage, les feuilles et les fleurs devraient avoir gardé leur couleur et les tiges devraient être cassantes. Pour une récolte abondante de plantes, construire un séchoir, en suivant le modèle d'une grande armoire, comportant des grillages intercalés et amovibles et muni d'ampoules et de trous d'aération. Vérifier régulièrement l'état de la plante, car d'une dessiccation excessive résulterait une perte de matière active.

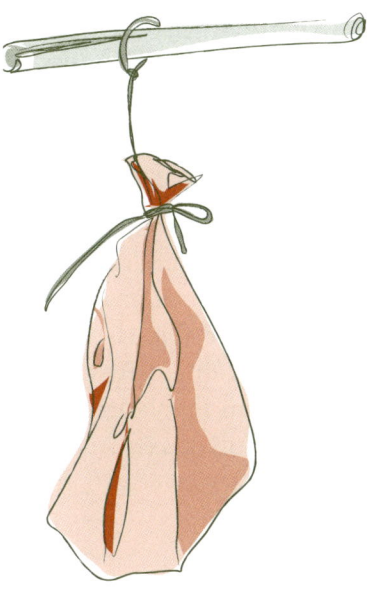

Éviter de suspendre la plante au plafond ou en plein soleil. Elle y perdrait tous ses principes actifs.

Il est aussi possible de faire sécher les plantes, notamment les fines herbes, en les protégeant au moyen d'un sac en papier d'emballage dont le fond a été préalablement découpé. Lier les tiges des plantes avec une ficelle, et insérer dans le sac en papier, un bout des tiges sortira par le haut du sac. Attacher solidement et suspendre dans un endroit aéré. La plante séchera à l'abri de la lumière.

Les racines doivent être lavées et brossées, si nécessaire, puis essuyées avant d'être coupées en rondelles. Tout comme les fruits, les bulbes, les tiges et les écorces peuvent sécher dans un déshydrateur. Sécher séparément chaque espèce végétale. L'expérience nous enseigne qu'il faut bien les identifier, car rien ne ressemble plus à une plante séchée qu'une autre plante séchée.

Conservation

Les plantes séchées sont conservées à l'abri de l'humidité, dans des boîtes en carton, dans des bocaux en verre opaque et hermétique ou dans des sacs en papier kraft, sans oublier d'identifier le spécimen et de noter la date de la cueillette. Elles peuvent se conserver aussi dans des sacs en papier ciré provenant de boîtes de céréales. Il suffit de bien les laver et de les sécher. Si la quantité récoltée est importante, utiliser des sacs en toile pour conserver les plantes. En général, les plantes séchées se conservent et gardent leur fraîcheur pendant deux ans.

omille romaine (*Chamaemelum nobile*
oudre 50 ml d'eau 25 ml d'infusion de c
uile de tournesol biologique naturelle ou
ile) ¼ de c. à thé d'algue d'agar-agar en p
aine (*Chamaemelum nobile*) 15 ml d'hui
amomille romaine (*Chamaemelum nobi*
oudre 50 ml d'eau 25 ml d'infusion de c

uttes d'HE ¼ de c. à thé d'algue d'agar-a
mille romaine (*Chamaemelum nobile*) 15
rée à la camomille romaine (*Chamaemel*
e 50 ml d'eau 25 ml d'infusion de camom
tournesol biologique naturelle ou macér
outtes d'HE ¼ de c. à thé d'algue d'agar-a
mille romaine (*Chamaemelum nobile*) 15

L'équipement et la transformation des plantes

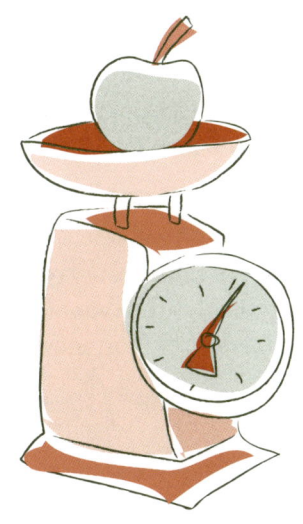

Ce qu'il vous faudra : le matériel essentiel

« Un maître est celui qui obtient le maximum des outils les plus simples. » (Proverbe zen)

Pour peser et mesurer

La balance fait partie de l'équipement indispensable à toute élaboration domestique de produits thérapeutiques et cosmétiques. Elle peut être précise au gramme près ou, mieux encore, au 0,1 g près.

Pour mesurer les liquides avec précision, une pipette à mesurer graduée de 0,5 à 3 ml, une cuillère à mesurer de 0,05 ml pour les petites quantités de pigments ou de micas, un verre à mesurer en plastique de 30 ml et des tasses à mesurer facilitent grandement le travail.

Pour filtrer

Un tissu non teinté servant à filtrer les huiles macérées et les teintures de plante, une passoire, des filtres à café.

Pour mélanger

Quelques petits chaudrons munis d'un bec verseur, un mélangeur électrique, un mélangeur à main.

Pour travailler aisément

S'ajoutent à la liste : deux thermomètres, des couteaux et autres ustensiles culinaires en acier inoxydable, une planche à découper en bois, une spatule en silicone (voir aussi pages 26-27).

Pour conserver

Des contenants en verre sont idéals pour conserver vos produits. Il est préférable de choisir plusieurs petits contenants au lieu d'un seul grand contenant, qui, alors exposé à l'air tous les jours, restera à moitié entamé trop longtemps, favorisant ainsi l'oxydation des gras et des huiles essentielles. Pour prélever la crème dans le pot, utiliser une spatule cosmétique (7 cm) ce qui permet d'éviter la prolifération des bactéries.

Conserver les produits dans des bouteilles à pompe, des tubes souples ou des flacons pompe *airless*. Ce système distribue le produit par pression sans faire entrer d'air, ce qui évite l'oxydation et les pollutions. Il permet aussi de réduire l'utilisation de conservateurs tout en conférant aux cosmétiques une plus grande longévité.

Une étiquette, c'est bien pratique !

L'étiquetage est une étape importante de la fabrication des cosmétiques faits maison. On évite ainsi de se retrouver avec des bouteilles, des tubes et des pots dont on ne connaît ni le contenu ni la date de fabrication. Par exemple, une étiquette collée sur un pot de macérât permet d'identifier la plante, le solvant (vinaigre de cidre, huile ou alcool) et la date du début de la macération. Après l'étape de la filtration, on inscrira sur le contenant le nom du produit et l'année de sa fabrication.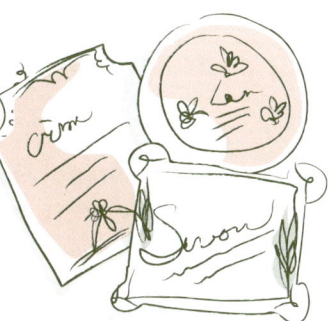

Toutes les préparations doivent être étiquetées, avec le nom du produit, les ingrédients, la date de fabrication et, si nécessaire, l'utilisation du produit et les mesures de sécurité particulières à observer lors de son emploi.

Il est possible de bien travailler en utilisant un équipement modeste et des ingrédients simples, faciles à se procurer et interchangeables. Il est inutile de surconsommer des ingrédients de base pour cuisiner les cosmétiques ou de tenter d'imiter les produits de beauté des grandes marques. Le bonheur est dans la simplicité !

Idéalement, tous les cosmétiques devraient pouvoir être mangés sans aucun risque pour la santé, puisqu'il s'agit de produits qu'on applique directement sur la peau. La majorité des recettes proposées sont comestibles sauf celles contenant des huiles essentielles ou des pigments. Aucune recette n'inclut des dérivés de la pétrochimie comme la vaseline ou la paraffine. Le mot « naturel » est employé ici du bout des lèvres, sachant que c'est peut-être le mot le plus galvaudé de la cosmétologie et de l'alimentation.

Voici des exemples de matériaux utilisés dans l'usinage des pots et des bouteilles servant à conserver les produits cosmétiques

Verre

C'est le matériau par excellence pour la conservation des produits cosmétiques. Le verre teinté et le verre givré permettent de bien conserver les cosmétiques. Le verre n'absorbe pas les odeurs, il est réutilisable, se nettoie bien et est recyclable. Il est peu coûteux, mais sa production demande beaucoup d'énergie.

HDPE ou polyéthylène haute densité
(*high-density polyethylene*)

C'est un plastique qui absorbe les odeurs des huiles essentielles en quelques semaines. Il est donc peu réutilisable parce qu'il conserve les odeurs des précédents produits et est difficile à nettoyer. Il a l'avantage d'être peu coûteux, flexible et recyclable. Sa production demande peu d'énergie.

LDPE ou polyéthylène basse densité
(low density polyethylene)

Ce plastique est surtout utilisé dans la fabrication des sacs de plastique et des bouteilles souples. Il absorbe les odeurs des huiles essentielles. Le sac en LDPE est silencieux quand on le froisse et il masque la beauté du produit.

PET ou polyéthylène terephthalate
(*polyethylene terephthalate*)

C'est un plastique recyclable, léger, qui n'absorbe pas les odeurs des produits et qui a l'avantage d'être incassable. Certains contenants en PET sont souples, d'autres rigides. Le PET est issu de la pétrochimie.

PP ou polypropylène (*polypropylene*)

Le plastique en polypropylène fait une barrière contre l'humidité sans absorber les odeurs et résiste aux chocs. Il est léger, réutilisable et recyclable. Il peut être de qualité « double paroi » (DW) avec une protection contre l'air et l'humidité.

Cellophane (polypropylène)

Les sacs en cellophane sont recyclables, transparents et mettent en valeur le produit. Ce sont des plastiques qui font du bruit quand on les froisse. Il n'absorbe pas les odeurs des huiles essentielles.

Récupération des pots et des bouteilles de la maison

Solution locale, économique et écologique pour conserver les produits cosmétiques.

Il suffit de s'assurer que le matériau choisi et le cosmétique sont compatibles. Par exemple, l'huile essentielle doit être conservée exclusivement dans du verre teinté à cause de sa fragilité.

L'emballage, qu'il soit pour offrir, vendre ou pour un usage personnel, met en valeur le produit final en améliorant sa présentation.

Afin de minimiser les risques de contamination lors de la fabrication des produits cosmétiques (à l'exception du savon), il est important de stériliser la surface de travail, les ustensiles et les contenants qui serviront à conserver le produit et de se savonner les mains avant le travail. Ainsi, après avoir lavé soigneusement, à l'eau chaude et savonneuse, les pots et les bouteilles en verre destinés aux produits, on peut les stériliser dans un chaudron en les faisant bouillir 5 minutes ou en les mettant au four à 120 °C (250 °F) pendant 20 minutes. On peut également les stériliser en les vaporisant d'un jet d'alcool à friction. Quant aux contenants en plastique, on les lave soigneusement à l'eau très chaude et savonneuse ou on les laisse tremper 10 minutes dans une eau qui a cessé de frémir pour ensuite les sortir avec des pincettes. Pour savoir si le plastique résiste à la chaleur et éviter de le déformer, il suffit de faire le test avec une bouteille ou un tube à lèvres. On peut également vaporiser les contenants en plastique avec de l'alcool à friction. De plus, il importe de laisser le produit refroidir complètement avant de fermer le contenant et cela pour éviter la contamination par les gouttelettes d'eau qui pourraient s'accumuler sous le couvercle sous l'effet de la condensation. Les bactéries ont besoin d'eau pour jouir de la vie... et proliférer !

Liste des accessoires et des ustensiles indispensables

» balance précise au gramme ou au 0,1 g près

» tissu de filtration blanc ou étamine

» 2 petits chaudrons (200 ml) avec bec verseur, en inox

» mélangeur électrique

» mélangeur à main

» deux thermomètres de cuisson en verre avec clip, gradué entre 0 et 100 °C ou deux thermomètres à viande en inox, à cadran avec aiguille

» tasses à mesurer

» bols en pyrex de différents formats

» couteaux en inox, petits et grands

» planche à découper en bois

» spatule en silicone

» passoire à tamis fin, en plastique

» pots, bouteilles, tubes de toutes dimensions

» pellicule de plastique

» étiquettes

» moules à savon

» gants de caoutchouc et lunettes de protection

» cuillères à mesurer

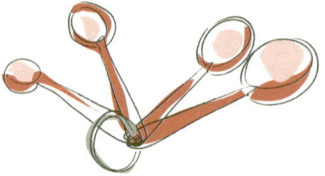

cuillères à mesurer

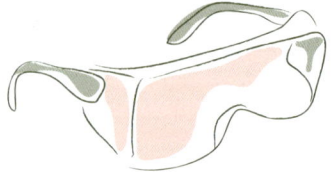

lunettes de protection

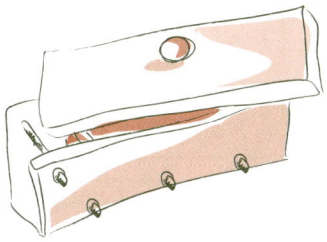

moules à savon en bois

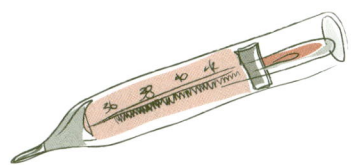

thermomètre

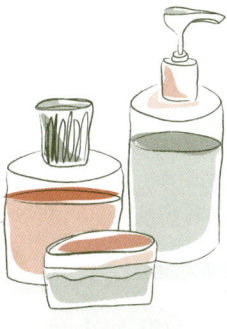

pots, bouteilles,
tubes de toutes dimensions

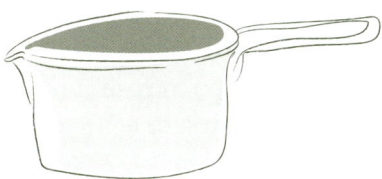

petits chaudrons (200 ml)
avec bec verseur, en inox

Autres accessoires utiles

- » pipette à mesurer en plastique de 3 ml graduée tous les 0,5 ml
- » verre à mesurer de 30 ml gradué tous les 2,5 et 5 ml
- » verre à mesurer de 250 ml gradué tous les 10 ml

- » bandelettes indicatrices de pH
- » entonnoir
- » mortier et pilon
- » petit fouet en inox
- » cuillère à mesurer de 0,05 ml

La transformation des plantes

« Que la sagesse vous guide. Prudence et modération, mais gardez l'esprit ouvert : c'est certainement le meilleur moyen de profiter réellement de cette vie. »

(François Couplan, *La Cuisine sauvage*)

Tisanes et décoctions

Une tisane se prépare facilement avec des feuilles, des fleurs ou une plante entière dans le cas des plantes de petites tailles. Pour ce faire, verser de l'eau froide, la plus pure possible, dans un chaudron à couvert et ajouter les plantes déchiquetées à la main ou découpées avec un couteau en inox sur une planche en bois. Utiliser de préférence des plantes issues de l'agriculture biologique.

La quantité habituelle pour une tasse d'infusion, soit 250 ml, est d'environ 1 à 5 g de plantes fraîches, selon le poids de la partie utilisée, ou une bonne cuillère à thé comble. Lors de l'utilisation de plantes séchées, diviser la quantité en deux. Pour obtenir une infusion concentrée qui servira à la fabrication des cosmétiques, doubler les quantités de plantes médicinales.

Sur un feu moyen, attendre que l'eau commence à frémir. Elle ne doit pas bouillir dans le cas d'une infusion, car les essences volatiles s'évaporeraient. Dès qu'elle frémit, éteindre le feu et laisser infuser quelques minutes. Avant d'enlever le couvercle du chaudron, le tapoter sur les rebords afin de récupérer les précieuses gouttelettes qui s'y sont logées. La tisane peut infuser une minute ou toute une nuit.

Les tisanes de plantes entrent dans la composition de plusieurs formulations cosmétiques, comme les crèmes et les lotions. On les incorpore à la phase liquide des recettes. Laisser refroidir l'infusion et l'utiliser sans trop tarder (au maximum 12 heures) dans les préparations cosmétiques. Elles sont inutilisables pour fabriquer des savons puisque la soude caustique, très corrosive, aura vite fait de brûler les huiles volatiles des plantes.

La décoction se prépare avec les racines, les écorces, les ramilles, les graines et certaines baies. Il y a plusieurs façons de faire une décoction, en voici une : pour extraire les principes actifs de la plante, il faut la couvrir d'eau froide et porter le tout à ébullition. Par exemple, pour obtenir une décoction de racines, les jeter dans de l'eau froide puis laisser frémir, à couvert pendant 10 à 20 minutes, selon la grosseur de la racine. Ainsi, plus la partie de la plante utilisée pour faire la décoction est grosse, plus celle-ci devra frémir longtemps.

Les plantes fraîches ont des vertus curatives bien supérieures à celles des plantes séchées. Elles influencent l'organisme de manière subtile.

Une décoction peut se garder deux à trois jours au frais. Elle fait aussi partie de la phase liquide des formulations cosmétiques.

Selon l'expression de François Couplan, il faut surveiller les « belles » ayant une certaine toxicité ou celles à doser ou à utiliser avec modération, et cela en s'assurant d'avoir de bonnes sources de référence sur les plantes médicinales. En outre, il faut être certain de cueillir la bonne partie de la plante afin d'obtenir le résultat désiré dans le produit de beauté. Les livres de référence traitant des plantes médicinales sont nombreux et permettent de préparer des remèdes et des produits cosmétiques avec des techniques éprouvées depuis des générations et cela à travers le monde.

Jus

Les jus se préparent avec une centrifugeuse. Ils se conservent bien au frais et se congèlent plusieurs mois dans un bac à glaçons pour une utilisation ultérieure. À défaut de centrifugeuse, il est possible de se servir d'un presse-citron, d'un robot culinaire ou encore d'un mélangeur électrique. Il suffit de filtrer le jus obtenu à travers une passoire en plastique ou une étamine. Les jus de plantes font partie de la phase liquide des crèmes et des savons.

Huile macérée

« Un cœur joyeux est un excellent remède, un esprit abattu dessèche les os. »

(Salomon, *Le Livre des proverbes*)

La préparation d'une huile macérée à froid, ou *macérât* huileux, est obtenue en remplissant un bocal de plantes fraîches hachées non pressées et recouvertes entièrement d'huile. Laisser macérer trois semaines au soleil en retournant le récipient régulièrement.

L'huile d'olive pressée à froid est à privilégier, car elle est la meilleure lorsqu'il s'agit d'extraire les principes actifs des plantes. Il est à noter que certaines plantes comme la consoude (*Symphytum officinal*), le mouron des oiseaux (*Stellaria media*) ou le romarin (*Rosmarinus officinalis*) préfèrent une macération à chaud. Il faut alors mettre l'huile et la plante dans un pot en verre fermé et le déposer dans une casserole d'eau bouillante, à découvert, remplie jusqu'au niveau de l'huile. Laisser frémir le tout pendant deux à trois heures en ajoutant de l'eau régulièrement à mesure qu'elle s'évapore. Filtrer le mélange à travers une étamine solidement fixée avec un élastique au bord d'un bol en verre et recueillir le *macérât* huileux.

Pour augmenter la concentration de la macération huileuse, faire macérer de nouvelles plantes fraîches dans la même huile pendant 2 heures. Toutes les huiles sont susceptibles d'être infusées deux fois ou plus.

Les huiles macérées, bien étiquetées, se conservent au frais et à l'abri de la lumière plus d'un an et servent de base pour les cérats, les crèmes et les savons.

Teinture de plantes

Les principes actifs de la plante sont extraits par l'alcool qui agit aussi comme conservateur. Remplir un contenant de verre avec la plante préalablement hachée sur une surface en bois avec un couteau en acier inoxydable. Recouvrir la plante, bien compactée dans le bocal, d'alcool à 40 % ou de vodka, un alcool peu coûteux, et fermer avec un couvercle en plastique. La plante doit être entièrement immergée et on ne doit pas laisser d'air entre l'alcool et le dessus du bocal pour éviter l'oxydation. Il est conseillé de remuer la teinture chaque jour. Après une exposition d'une quinzaine de jours du contenant au soleil, filtrer d'abord avec un tissu blanc (non teint) épais placé au-dessus d'un entonnoir puis, si désiré, raffiner la filtration avec un filtre à café. Remplir de beaux contenants en verre teinté, étiqueter, et la teinture de plantes est prête. La plante peut rester dans l'alcool plus de 2 semaines, voire des mois. Une fois filtrée, la teinture de plante à l'alcool se conserve plusieurs années.

Il importe de se renseigner afin de connaître quelles parties de la plante doivent être utilisées. Est-ce qu'il s'agit de toute la plante comme pour la bourse à pasteur (*Capsella bursa-pastoris*), de la racine seulement comme dans le cas de l'échinacée pourpre (*Echinacea purpurea*), ou de la fleur uniquement comme pour la camomille romaine (*Chamaememum nobile*) ? Quoi qu'il en soit, la plante est transformée de préférence fraîche.

De même, il est possible de remplacer l'alcool par du vinaigre de cidre certifié biologique, à 8 %. Le vinaigre de cidre est moins coûteux, mieux toléré et plus approprié au pH de la peau. La teinture à base de vinaigre de cidre est d'ailleurs utilisée dans l'élaboration de lotions, de crèmes et de produits capillaires. Les herbes doivent aussi être complètement immergées dans le vinaigre de cidre et il faut procéder comme pour la teinture à l'alcool.

Étant concentrées, les teintures de plantes s'emploient par gouttes diluées dans un liquide et peuvent remplacer une infusion. Vingt gouttes de teinture donnent environ 1 ml.

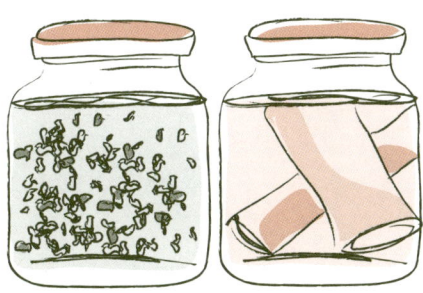

nomille romaine (*Chamaemelum nobile*)
poudre 50 ml d'eau 25 ml d'infusion de c
uile de tournesol biologique naturelle ou
ile) ¼ de c. à thé d'algue d'agar-agar en p
naine (*Chamaemelum nobile*) 15 ml d'hui
amomille romaine (*Chamaemelum nobi*
poudre 50 ml d'eau 25 ml d'infusion de c

uttes d'HE ¼ de c. à thé d'algue d'agar-a
nille romaine (*Chamaemelum nobile*) 15
rée à la camomille romaine (*Chamaemel*
e 50 ml d'eau 25 ml d'infusion de camom
ournesol biologique naturelle ou macér
outtes d'HE ¼ de c. à thé d'algue d'agar-a
nille romaine (*Chamaemelum nobile*) 15

Le choix des ingrédients

« L'être humain est le seul à jouir du privilège de choisir, combiner et transformer sa nourriture, un des éléments essentiels de son existence. »

(William W. Li, « préface » dans *Les Aliments contre le cancer*, Richard Béliveau)

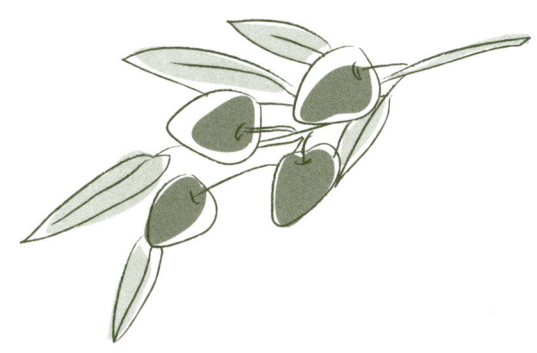

* Pour alléger le texte, huile essentielle est notée « HE ».

Les recettes proposées dans ce livre ont été choisies en raison de leur simplicité. Il n'y a pas de préparations compliquées, mais elles n'en demeurent pas moins très efficaces. Les matières premières qui entrent dans leur composition sont, à quelques exceptions près, des aliments courants, des plantes médicinales, des fruits, des légumes et des fines herbes connus. Pour obtenir des renseignements supplémentaires sur les produits utilisés, notamment pour connaître leur éventuelle toxicité, il suffit de taper le nom du produit dans un site de recherche Internet suivi des lettres *msds (master safety data sheet)*. On obtiendra ainsi la fiche signalétique du produit, tous les détails complémentaires concernant la manipulation et les premiers soins.

Au Québec, le simdut, système d'information sur les matières dangereuses utilisées au travail, offre un résultat de recherche semblable.

Certaines recettes de crèmes et de lotions de cet ouvrage sont à base de jus ou de purées et offrent généralement moins de stabilité que les préparations à base d'eau. La nature s'invitant dans les préparations cosmétiques, il est judicieux de les entreposer au frais ou, si désiré, d'ajouter un conservateur de synthèse pour les garder à la température ambiante.

Un ingrédient naturel n'est pas forcément inoffensif. Il ne faut pas sous-estimer son pouvoir et en abuser par manque de connaissances. Pour débuter, il est souvent préférable de choisir une ou deux plantes parmi nos préférées et d'en devenir un spécialiste. Il sera ainsi agréable de créer des produits de soins corporels avec des herbes sauvages dans un travail passionnant de recherche, de créativité et de réflexion.

Voici des ingrédients qui fourniront la matière première pour cuisiner des produits cosmétiques chez soi.

Huiles, beurres et gras

Beurre de cacao *(Theobroma cacao)*

Le beurre de cacao est une substance grasse extraite des grains torréfiés et pressés du cacaoyer, un arbre indigène de l'Amérique du Sud. Il est solide et cassant à la température ambiante, possède une belle couleur ambrée et une bonne odeur de chocolat. Il est utilisé autant dans la fabrication du chocolat que dans la confection de produits cosmétiques. Il donne des produits aux propriétés émollientes, nourrissantes et protectrices. Le beurre de cacao peut se conserver de 4 à 5 ans.

Pour cuisiner une pommade au beurre de cacao, efficace contre les gerçures, faire fondre 50 g de beurre de cacao et le mélanger à 75 g d'une bonne huile végétale.

Beurre de mangue *(Mangifera indica)*

Le beurre de mangue est un gras émollient, riche et hydratant. Le beurre est obtenu en pressant à froid les graines de la mangue, fruit du manguier originaire de l'Asie du Sud-Est. C'est un ingrédient exceptionnel pour les cosmétiques faits maison. Il adoucit, nourrit et aide à rééquilibrer le pH de la peau. Ajouté au shampooing, il traite les cheveux secs. Avec son haut taux d'insaponifiables, il est intéressant d'en ajouter en « surgraissage » aux savons pour augmenter leur douceur pour la peau (voir surgraissage, page 196). Le beurre de mangue possède une longue durée de vie et se conserve dans un endroit sec.

Beurre de karité (*Vitellaria paradoxa*)

Le beurre de karité est un gras extrait des noix du karité, un arbre originaire d'Afrique. Régénérateur de cellules, protecteur de la peau, cicatrisant, il permet de conserver l'élasticité de la peau. Riche en ingrédients insaponifiables (11 %), il hydrate la peau et devient un ingrédient privilégié dans la fabrication des savons et des crèmes. Comme le beurre de cacao et le beurre de mangue, il est utilisé en petite quantité pour obtenir de grands résultats. Il possède un indice de protection solaire de 4. Il n'existe aucune plantation de karités. L'arbre pousse à l'état sauvage, sans pesticide ni fertilisant. Le beurre de karité se conserve au frais.

Cire d'abeille

Il faut distinguer la bonne cire animale fabriquée par les abeilles de la cire minérale issue du pétrole, produit à éviter. La cire d'abeille, naturellement jaune, est l'émulsifiant par excellence pour préparer des crèmes de soins possédant une belle texture lisse, des cérats, des pommades à lèvres ainsi que des rouges à lèvres. Elle imperméabilise et protège la peau contre les intempéries.

Cire de carnauba (*Copernica cerifera*)

Le carnauba est un palmier brésilien dont les feuilles sécrètent une cire. Son point de fusion, situé entre 78 °C et 85 °C, est l'un des plus hauts pour les cires d'origine naturelle, de sorte qu'il faut s'armer de patience pour la faire fondre. Elle est utilisée, entre autres, dans la confection de produits cosmétiques tels que les rouges à lèvres, les *gloss* et les mascaras. La cire de carnauba, moins sensible à la température que la cire d'abeille, donne des pommades à lèvres stables d'un bel éclat. Elle peut être employée seule ou avec la cire d'abeille.

Huile d'amande douce
(*Prunus amygdalus*)

L'amande est le noyau d'un fruit non comestible appelé drupe. Celle-ci est composée de la coquille de la noix et est recouverte du brou. L'huile d'amande douce peut être un ingrédient de choix dans plusieurs recettes cosmétiques pour adultes et bébés. Elle contient 21 % d'acides gras essentiels alors que l'huile d'olive n'en contient que 8 %. L'huile d'amande douce se conserve au frais.

Huile d'avocat (*Persea gratissima*)

Elle est extraite de la pulpe d'avocat séchée, fruit de l'avocatier originaire du Mexique. Sa richesse en acides gras insaturés et en vitamines lui confère un pouvoir hydratant en gardant l'humidité sur la peau. L'huile d'avocat est une base pour les préparations solaires, car elle assure une protection contre les rayons du soleil, seule ou en mélange avec l'huile d'olive et l'huile de sésame à parts égales. L'huile d'avocat se défend bien contre le rancissement et peut se conserver dans un endroit sec.

Huile de bourrache (*Borago officinalis*)

La bourrache est une plante originaire de l'Europe méridionale. L'huile est obtenue en pressant ses graines. Elle possède un pouvoir régénérant sur la peau qu'elle nourrit sans en obstruer les pores. Elle soigne particulièrement les peaux grasses en soulageant les inflammations. L'huile de bourrache se conserve au frais.

Les fleurs bleues de la bourrache sont comestibles crues et parfument les salades et les boissons. Les jeunes feuilles se consomment également crues ou cuites.

Huile de canola *(Brassica napus* var. *napus)*

L'huile de canola est issue de la graine de colza, de la famille végétale de la moutarde. Elle a été conçue au Canada, d'où elle tire son nom.

Cette huile est un ingrédient intéressant dans les cosmétiques en raison de ses qualités protectrices et soignantes. Elle est un composant à privilégier puisqu'elle est produite au Canada, le plus grand producteur au monde. C'est aussi ce qui explique pourquoi elle est moins chère que l'huile d'olive.

Huile de carotte *(Daucus carota)*

L'huile de carotte s'obtient par la macération de carottes dans l'huile de tournesol. Très riche en bêta-carotène, un antioxydant naturel qui favorise la régénération cellulaire, cette huile affine le grain de la peau, équilibre et assouplit l'épiderme. L'huile de carotte convient à tous les types de peau. Elle se conserve au frais et est exclusivement d'usage cosmétique.

....

Pour revitaliser la peau, mélanger 2 gouttes d'huile essentielle de carotte (Daucus carota) *et 2 gouttes d'huile essentielle de géranium* (Pelargonium graveolens) *avec 100 ml d'huile de carotte.*

....

Huile de germe de blé *(Triticum vulgare)*

L'huile de germe de blé est naturellement riche en vitamine E, ce qui lui confère de grandes propriétés antioxydantes. Elle est obtenue par la macération des germes dans une autre huile pressée à froid. Elle est utilisée en petite quantité pour enrichir une huile légère qui servira à fabriquer une crème ou une pommade destinée aux peaux sensibles. Elle se conserve au frais, car elle rancit rapidement. Il faut environ une tonne de blé pour obtenir un litre d'huile de germe de blé.

Huile de jojoba (*Simmondsia chinensis*)

Le jojoba est un arbrisseau des déserts californiens et mexicains, intéressant à utiliser dans les préparations cosmétiques, surtout parce qu'il est produit non loin de chez nous. Grâce à ses racines pouvant s'étirer jusqu'à 30 mètres de profondeur, il peut résister à une sécheresse de 12 à 18 mois. À température ambiante, une cire liquide extraite des graines oléagineuses est appelée huile.

L'huile de jojoba est riche en huiles insaponifiables, autrement dit près de la moitié de l'huile de jojoba ne sera pas transformée en « savon » par la soude caustique ou un autre alcali. La fraction importante insaponifiable des huiles a des propriétés intéressantes pour lutter contre le vieillissement de la peau. L'huile de jojoba équilibre l'acidité cutanée et elle améliore l'aspect des peaux grasses et mixtes en régularisant le flux de sébum. Elle a aussi une action bénéfique sur les cheveux en redonnant de la vitalité aux cheveux abîmés. Elle est pourvue d'un filtre de protection solaire équivalent à 5. Elle se conserve à température ambiante, car elle ne rancit pas. Il n'est donc pas utile d'ajouter un conservateur ou un antioxydant dans les formulations cosmétiques la contenant.

Huile de noisette (*Corylus avellana*)

La noisette est un fruit oléagineux qui pousse aussi bien en Amérique qu'en Europe. L'huile possède une belle couleur ambrée, un parfum délicat et un goût extrêmement raffiné. C'est une huile qui rancit facilement. Il est donc préférable de l'acheter en petite quantité et de la conserver au frais. L'huile de noisette, riche en vitamine E, convient particulièrement aux peaux mixtes et grasses. Elle garde l'humidité sur la peau et prévient ainsi sa déshydratation.

La chaleur et la lumière sont les deux ennemis des huiles de bonne qualité. Leur contenant doit être en verre teinté ou en métal et aussitôt ouvert, aussitôt fermé.

Huile de noix de coco (*Cocos nucifera*)

L'huile de noix de coco vierge, appelée aussi beurre de noix de coco, est extraite de la pulpe fraîche ou séchée de la noix de coco, fruit du cocotier. Les Philippines en sont le plus grand exportateur au monde. Biologique, désodorisée ou non, elle est utilisée, à petites doses, dans les soins cosmétiques comme la pommade à lèvres. L'huile de noix de coco raffinée est blanchie et désodorisée. Elle est extraite du coprah, nom donné au noyau de la noix de coco. Par un procédé physique, l'huile de noix de coprah peut être fractionnée. On garde alors la partie de l'huile qui est la plus stable (saturée) et qui ainsi résistera le mieux à l'oxydation. Comme cette huile fractionnée est liquide, on l'hydrogène pour qu'elle prenne l'état solide et devienne alors un composant de la fabrication du savon.

En petites quantités dans les cosmétiques, l'huile de coco possède des propriétés hydratantes, mais en trop grande proportion, elle a tendance à assécher la peau.

Huile d'olive (*Olea europaea*)

L'huile d'olive est un cadeau de la nature pour ses qualités gustatives dans l'alimentation et thérapeutiques dans les cosmétiques. Elle est nettoyante, nourrissante, calmante et régénératrice. Elle garde la peau et les cheveux en santé. Comme elle absorbe particulièrement les propriétés actives des plantes, elle devient la base idéale pour fabriquer des huiles macérées. Elle forme un film protecteur sur la peau qui empêche la perte d'humidité. Elle est le principal ingrédient des shampooings en barre, des bons savons corporels, des cérats et des crèmes. Elle se conserve à la température ambiante.

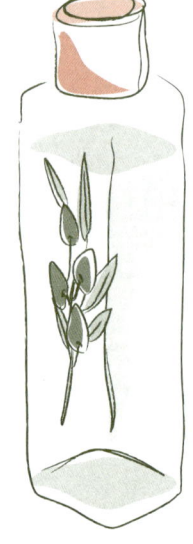

Le prix est un critère important lors de l'achat d'une huile de qualité, une bonne huile d'olive coûte cher. La date de la récolte des olives et la date de péremption de l'huile sont toujours inscrites sur le contenant.

Huile d'onagre (Oenothera biennis)

L'onagre est une plante indigène. Les graines d'onagre sont pressées pour donner une huile jaune qui protège la peau des intempéries et l'aide à lutter contre le vieillissement. Elle se conserve au frais, car elle rancit rapidement. Il est possible de percer les gélules d'huile d'onagre avec une épingle et de les presser pour ajouter l'huile dans les produits cosmétiques. Les nombreux bienfaits (en usage interne et externe) de l'huile d'onagre sont dus à sa richesse en acides gras essentiels polyinsaturés, dont 10 à 12 % d'acide gamma linoléique. Cet acide gras est rare dans le règne végétal et le corps est incapable de le produire.

Elle s'applique sur toutes les peaux, jeunes ou matures, grasses ou sèches, et doit être utilisée de façon prolongée pour en tirer les bénéfices. L'usage de l'huile d'onagre est essentiellement thérapeutique et cosmétique.

Huile de sésame (Sesamum indicum)

L'huile de sésame blanc est obtenue en pressant les graines oléagineuses du fruit. Elle est originaire de l'Inde. L'huile de sésame possède des propriétés émollientes. Elle convient donc aux peaux très sèches. Elle entre dans la fabrication des produits pour le visage, des crèmes hydratantes pour le contour des yeux et des crèmes nourrissantes pour les peaux matures. Elle se conserve au frais et elle sert à des fins culinaires, thérapeutique et cosmétique. Avec un indice de protection solaire contre les rayons UV d'environ 5, l'huile de sésame offre un léger effet d'écran solaire.

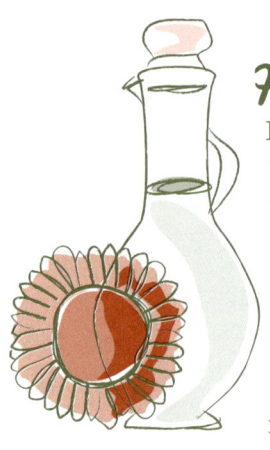

Huile de tournesol *(Helianthus annuus)*

Le tournesol est originaire d'Amérique du Sud. L'huile de tournesol peut remplacer l'huile d'olive dans les préparations cosmétiques, car son odeur est légère et elle possède les mêmes vertus. L'huile de tournesol contient une forte proportion d'acides gras essentiels ainsi qu'une quantité appréciable de vitamine E, ce qui lui confère des propriétés nourrissantes et hydratantes. Elle entre dans la fabrication des crèmes émollientes pour les peaux normales et sèches. Elle peut être utilisée dans tout produit cosmétique sans limites de proportion. Sa grande fluidité en fait une excellente huile de massage. L'huile de tournesol Champy est un produit québécois certifié biologique, fabriqué à Upton.

Saindoux

Il s'agit de la graisse de porc fondue. Il est l'excipient principal des pommades. C'est en outre, un bon émollient pour la peau sèche et de le préparer soi-même permet d'en contrôler la qualité. Le saindoux protège la peau contre le froid et les intempéries tout en la pénétrant en profondeur. Dans les ingrédients des savons du commerce, il est nommé « sodium lardate ».

Pour fabriquer du saindoux maison il suffit de trouver de la panne de porc d'élevage de qualité, de la débarrasser de ses parties fibreuses puis de la couper au robot culinaire pour obtenir de menus morceaux. Placer sur un feu doux, ajouter un fond d'eau et, lorsque la panne a fondu, verser dans des bocaux et conserver au frais.

Ingrédients secs et liquides

Acide citrique

Extrait du citron et de divers autres fruits, l'acide citrique est un acide végétal, biodégradable et non toxique. Il est obtenu avec des moisissures par fermentation industrielle. L'acide citrique est utilisé dans les produits cosmétiques et pharmaceutiques entre autres, pour ajuster le pH. Il est un ingrédient essentiel des bombes et des produits effervescents pour le bain. Il peut aussi entrer dans la composition des produits d'entretien ménager parce qu'il détruit les champignons, algues et bactéries. Le manipuler avec des gants.

Acide stéarique

L'acide stéarique est un acide gras saturé, appelé aussi stéarine, naturellement présent dans de nombreux beurres et huiles végé-taux. Le beurre de cacao en contient 35 %, le beurre de karité 45 % et le beurre de mangue 42 %. Il est donc inutile d'ajouter de l'acide stéarique aux recettes cosmétiques qui contiennent déjà un de ces éléments. Dans les crèmes, il est utilisé dans une proportion de 2 à 10 % comme agent co-émulsifiant, pour épaissir et stabiliser la préparation. Dans les savons, l'ajout d'environ 3 % du total des gras ou 15 à 30 ml d'acide stéarique pour 500 g de pâte, les solidifie et augmente leur durabilité. De même, elle stabilise la mousse, qualité appréciable dans la fabrication de savon à barbe.

Agar-agar

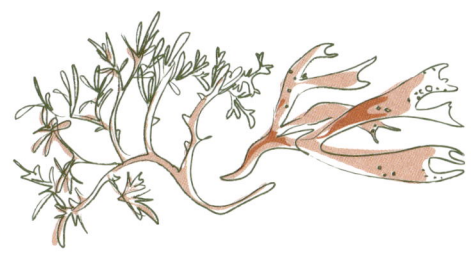

L'algue agar-agar est une gélatine végétale produite à partir d'un mélange d'algues rouges japonai-ses. Elle agit comme émulsifiant dans les cosmétiques et produit une belle crème transparente. C'est une algue marine de saveur neutre et, fait particulier, elle n'a pas besoin d'être réfrigérée pour épaissir ou gélifier les aliments. Elle est utilisée dans l'industrie pharmaceutique, cosmétique et agroalimentaire.

L'ajout d'agar-agar permet de diluer les crèmes grasses, de les rendre plus fluides et d'y incorporer une quantité importante d'eau, élément important pour favoriser une bonne hydratation de la peau.

« La majorité des informations toxicologiques et dermatologiques sur une substance proviennent de tests sur les animaux de laboratoire. » (Rita Stiens, La Vérité sur les cosmétiques.)

Agent actif

Les agents actifs sont les ingrédients qui donnent les propriétés thérapeutiques au produit cosmétique et qui ont une action bienfaisante sur la peau. Dans les produits maison, leur pourcentage dépend des ingrédients qui composent la recette. Dans le commerce, les agents actifs ne représentent qu'un minuscule pourcentage du produit cosmétique final, car l'excipient (la base) reste le principal ingrédient, contrairement au message trompeur qui est volontairement donné par la publicité. Il faut remarquer qu'il est souvent le dernier ingrédient de la liste !

Alcool cétéarylique ou alcool cétéaryl
(cetearyl alcohol)

L'alcool cétéarylique est un mélange d'alcool cétylique et d'acide (ou alcool) stéarique. C'est un co-émulsifiant d'origine végétale qui donne une belle onctuosité à la crème. Il est un ingrédient de certaines cires émulsifiantes.

Alcool cétylique

L'alcool cétylique est un alcool gras d'origine végétale utilisé comme émollient, émulsifiant et stabilisateur d'émulsion. Biodégradable, il entre dans la composition de la cire émulsifiante (qui unit l'eau à l'huile). Il permet à la peau de garder son humidité. Sous la forme de flocons ou de petites pastilles blanches, il est toujours utilisé en tant que co-émulsifiant pour obtenir une préparation stable.

Alcool de grain

L'alcool de grain, obtenu à partir de céréales, permet d'extraire les substances actives présentes dans les plantes. Avec l'alcool, on prépare des teintures de plantes. C'est aussi un agent de stabilisation. Il prévient, entre autres, les activités microbiennes. Il amène les principes actifs des plantes très rapidement dans le sang.

Par ailleurs, utilisé avec parcimonie dans des lotions rafraîchissantes et astringentes, l'alcool a des propriétés anti-inflammatoires. L'alcool de grain à 40 % d'alcool, ou encore la vodka qui, de tous les alcools, contient le moins de produits chimiques en plus d'être le moins cher, est l'un des ingrédients de la transformation des plantes.

L'alcool combiné, dans un ratio de 15 % et moins, avec un autre conservateur naturel, aura une action significative pour conserver le produit sans pour autant assécher la peau.

Aloe vera (*Aloe vulgaris Lam.*)

L'aloe vera, espèce botanique d'aloès, est une plante de beauté qui entre dans la composition de nombreux cosmétiques comme agent actif. Elle possède des vertus cicatrisantes et anti-inflammatoires. Il est facile de cultiver la plante chez soi et d'en retirer le précieux gel en raclant l'intérieur des feuilles. Cependant, il doit être utilisé rapidement, car son efficacité en dépend. Le gel s'ajoute, par exemple, dans la phase liquide des crèmes, dans les masques de beauté ou en extra dans la fabrication du savon.

Argile

L'efficacité de l'argile dans le domaine médical et esthétique est incontestable. Dotée d'un pouvoir d'absorption supérieur, elle attire les impuretés et les substances toxiques accumulées dans l'organisme. Elle a été projetée à l'avant-scène de la médecine douce par l'abbé Kneipp (1821-1897). « Dans le cadre des traitements naturels,

Kneipp avait déjà vanté les mérites de l'eau et des plantes médicinales. Il y ajouta l'argile qu'il conseillait mélangée à du vinaigre pour en préparer des emplâtres et des cataplasmes.[1] » Il est toujours préférable d'utiliser une argile produite au pays et même dans sa région.

Comme il est préférable d'utiliser de l'argile de sa région, pourquoi ne pas ramasser l'argile près des lacs ou des rivières et la faire sécher au soleil après avoir éliminé les impuretés.

L'argile se travaille avec une cuillère en bois et dans un récipient en verre ou en bois. Éviter les ustensiles en métal. L'argile, qu'elle soit blanche, grise, verte, rose, rouge, jaune ou bleue, peut entrer dans la composition des lotions toniques, des crèmes, des masques de beauté et des savons. L'argile ajoutée aux poudres maison empêche la formation de grumeaux.

Bentonite

La bentonite provient des gisements naturels d'argile volcanique. Elle est exploitée dans la ville américaine de Fort Benton dans le Wyoming d'où elle tire son nom. Elle est douce pour la peau et, comme toutes les argiles, elle absorbe les impuretés. Ingrédient privilégié des savons à raser parce qu'elle procure un « glissement » unique. La bentonite est inerte et non toxique.

Benzoate de sodium

Le benzoate de sodium est un conservateur synthétisé à partir de l'acide benzoïque et son emploi est autorisé dans les produits cosmétiques biologiques. Le ratio d'utilisation varie de 0,1 à 0,5 % et le benzoate est soluble dans l'eau chaude (60 °C). Il conservera le produit plusieurs mois. Pour conserver efficacement, le pH du produit fabriqué doit être inférieur à 6. Des bandelettes pour tester le pH se trouve aisément dans le commerce. Le benzoate de sodium et le sorbate de potassium (autre conservateur autorisé dans les produits biologiques) peuvent être combinés en mélange dans une proportion de 0,2 à 0,6 %.

---

1   Muller, Marie-France, *L'Argile facile*, Genève, Éditions Jouvence, 1998, p. 10.

Bicarbonate de soude

Le bicarbonate de soude est une substance pure et écologique qui existe à l'état naturel. C'est un abrasif doux, biodégradable et un nettoyant utilisé dans la cuisine (alimentation et nettoyage), dans les produits thérapeutiques et dans les produits cosmétiques. Le bicarbonate adoucit l'eau calcaire, la rendant plus apte aux soins de la peau. Dans les poudres, il absorbe les odeurs et agit comme désodorisant. Il est le principal ingrédient des bombes effervescentes pour le bain et peut être un composant des sels de bain. Il ne faut pas le confondre dans les recettes avec le carbonate de sodium appelé aussi cristaux de soude ou cristaux à lessive. De même, les cristaux de soude (Na_2CO_3) ne sont pas de la soude caustique (NaOH).

Carbonate de potassium

Le carbonate de potassium est un sel soluble dans l'eau. Il est utilisé dans la fabrication du savon liquide pour unir la gelée, obtenue en première phase, à l'eau. Utilisée dans les proportions de 1 à 1$^1/_2$ c. à thé pour 500 g de pâte. Éviter tout contact avec la peau et les yeux en portant des gants, des lunettes, une blouse de laboratoire et un masque (voir « La fabrication du savon », page 188).

Chlorophylle

La chlorophylle, liquide ou en poudre, employée pour les cosmétiques est une substance végétale produite généralement à partir de la luzerne (*Medicago sativa*). Elle est utilisée comme colorant et pigment cosmétique naturel, conférant un vert plus ou moins soutenu aux savons, aux crèmes et aux gels. Elle se dissout aisément dans l'eau et elle possède également des propriétés antiseptiques.

La chlorophylle en poudre et l'argile verte sont des pigments verts naturels et inoffensifs utilisés dans les cosmétiques artisanaux. De même, dans sa version liquide, la chlorophylle et la purée d'épinard, entre autres, constituent d'excellents colorants verts.

Cire émulsifiante

La cire émulsifiante est un produit d'origine végétale, généralement dérivé de la noix de coco. Sur le marché des fournitures cosmétiques, il y a plusieurs variétés de cires émulsifiantes. Il faut donc étudier les composants de chacune d'elles afin de faire un choix avisé. La mention *Emulsifying wax NF* (*National Formulary*) signifie que la cire répond aux normes de fabrication américaines. Les composants d'une bonne cire émulsifiante sont l'alcool cétéaryle (mélange d'alcool cétylique et d'alcool stéarylique aussi nommé acide stéarique) et le *sodium cetearyl sulfate* (substance acceptée dans les produits biologiques). Elle est utilisée comme émulsifiant (pour unir l'huile à l'eau) dans les formulations cosmétiques. Elle donne une émulsion ferme, blanche et stable. En préparation d'une crème, elle est utilisée dans les proportions de 3 à 10 % du total des ingrédients et elle est ajoutée lors de la phase huileuse. La crème fabriquée avec la cire émulsifiante permet une phase aqueuse plus importante.

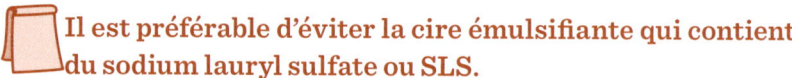 **Il est préférable d'éviter la cire émulsifiante qui contient du sodium lauryl sulfate ou SLS.**

Colorant

Un colorant est un produit liquide soluble dans le milieu qu'il colore, contrairement aux pigments qui sont insolubles dans l'eau, mais miscibles dans l'huile. Un colorant peut être naturel ou artificiel. Les colorants cosmétiques sont répertoriés suivant la nomenclature INCI (*International Nomenclature of Cosmetic Ingredients*) puis notés CI (*Color Index*) suivi d'un numéro.

Le jus de betterave, le jus de canneberge, la chlorophylle liquide, la purée de persil et bien d'autres plantes tinctoriales sont des colorants naturels qui confèrent de belles couleurs aux produits faits maison[2].

---

2 Dominique Carton et Gaétan du Chatenet. *Guide des teintures naturelles*, Paris, Delachaux et Niestlé, 1990, 399 pages.

Les laques sont des colorants synthétiques utilisés dans les formulations de maquillage contenant peu d'eau et beaucoup d'huile, comme les rouges à lèvres et les poudres pour le visage. Fait surprenant, au Canada, l'étiquetage n'est pas encore tenu de révéler la teneur exacte des colorants utilisés dans les produits alimentaires. On ne lira que « colorant », rien de plus ! Tandis qu'en Europe et aux États-Unis, le nom du colorant est bien identifié.

Dioxyde de titane

Le dioxyde de titane est un minéral naturel purifié chimiquement pour l'utilisation cosmétique. Il possède un effet blanchissant comme un pigment blanc et est soluble dans l'eau et l'huile.

Le dioxyde de titane est un écran solaire qui réfléchit les rayons UVA et UVB, tandis que les filtres chimiques des crèmes solaires les absorbent. De même, il entre en action dès l'application et il est sécuritaire. L'innocuité des produits chimiques utilisés comme écran solaire dans certaines crèmes est loin d'être prouvée[3].

....

Quantité de dioxyde de titane à ajouter dans les produits cosmétiques :

Savon blanc : ¼ c. à thé dissous dans l'eau et ajouté à 500 g de préparation.
Pommade à lèvres : ½ c. à thé pour 7 tubes.
Barre solide de protection solaire de 100 g : ½ c. à thé pour une protection de 15. Doubler les proportions pour augmenter la protection.
Crème : 1 c. à thé à 100 g de préparation pour une protection solaire de 15 et 1½ c. à thé pour une protection solaire de 30.

....

La protection solaire du dioxyde de titane varie de 15 à 30 FPS (facteur de protection solaire) selon la quantité de dioxyde de titane ajoutée aux produits.

---

3   Dans un article paru dans le quotidien *Le Soleil*, le journaliste Éric Moreault souligne les dangers de certaines crèmes : « [...] Or, les produits chimiques utilisés dans certaines crèmes solaires absorbent les rayons UV plutôt que de les bloquer, en plus d'agir comme de l'œstrogène dans le corps – sans parler de leur effet sur l'environnement quand ils se retrouvent dans l'eau, par exemple. Optez plutôt pour des crèmes solaires à base de produits minéraux (dioxyde de titane et oxyde de zinc) [...]. »

Certains produits de protection solaire ou de beauté vendus dans le commerce contiennent du dioxyde de titane fabriqué avec des nanoparticules, des particules ultrafines dont la taille varie entre 1 et 100 nanomètres ou millièmes de millimètre. Le risque d'absorption cutanée des nanoparticules n'est pas exclu et les études sur le sujet montrent qu'il est encore difficile d'évaluer les risques sur la santé. Les fabricants de produits solaires introduisent des nanoparticules de dioxyde de titane dans les crèmes pour éviter qu'elles laissent un film blanc sur la peau.

Depuis 2008, les nanoparticules sont interdites dans les cosmétiques certifiés biologiques par Écocert et Cosmos. À partir de juillet 2013, les fabricants français auront l'obligation de mentionner les composants qui se présentent sous forme de nanoparticules dans la liste des ingrédients cosmétiques. Pour sa part, Santé Canada dit suivre le dossier[4].

Eau d'hamamélis *(Hamamelis virginiana L.)*

L'hamamélis est un arbre indigène d'Amérique qui se cultive très bien dans nos jardins. Il a la particularité de fleurir à l'automne. Spectacle étonnant que d'admirer l'arbre couvert de minuscules fleurs jaunes à un moment indu ! L'eau du commerce est un extrait alcoolisé des feuilles, des fleurs et de l'écorce. Elle est calmante, astringente, rafraîchissante et nettoie la peau. On l'utilise dans les lotions après-rasage, car elle arrête les petites hémorragies dues aux coupures grâce à ses propriétés astringentes. Elle entre également dans la composition des bombes effervescentes pour le bain.

L'eau d'hamamélis peut être fabriquée à la maison en préparant une décoction avec les rameaux et les feuilles. Conservée au frais, elle peut être stabilisée avec du vinaigre de cidre biologique 8 %.

4   http://www.ledevoir.com/societe/consommation/280712/ produits-de-consommation-et-nanoparticules-des-liaisons-dangereuses

Eau de rose

L'eau de rose cosmétique est une lotion adoucissante, astringente, tonifiante et anti-inflammatoire qui convient à toutes les peaux. Il est toujours possible d'utiliser une infusion de roses de Damas fraîches, de roses Centifolia ou de roses galliques comme l'Apothicaire ou encore la Rosa Mundi. Ces rosiers se trouvent chez certains grainetiers ontariens.

La fabrication maison de l'eau de rose cosmétique est décrite à la page 109 du présent ouvrage. L'eau de rose cosmétique et l'eau de rose destinée à la cuisine sont différentes. L'eau de rose cosmétique est le résultat de la distillation à la vapeur d'huile essentielle de rose. Elle se conserve au frais pendant environ 6 mois. L'eau de rose pour la cuisine est fabriquée à partir des pétales de roses infusés dans de l'eau. Elle se conserve plusieurs semaines au frais, mais une fois ouverte, l'eau de rose pour usage culinaire doit être consommée en l'espace d'une semaine.

Excipient

Les excipients sont des substances aqueuses (bases des vaporisateurs) ou grasses (bases des crèmes). L'excipient détermine la consistance du produit et sa couleur. Ils constituent la part la plus importante d'un produit cosmétique et véhiculent des substances actives. C'est pourquoi la qualité de l'excipient joue un rôle fondamental dans le résultat final, d'où l'importance d'utiliser un excipient végétal biologique.

Extrait de pépins de pamplemousse

L'extrait de pépins de pamplemousse est un antioxydant et un antibiotique naturel qui agit sur les champignons et certains microbes. Il prévient le rancissement des huiles et des beurres dans les formulations huileuses, mais n'est pas un conservateur. Dans le commerce, l'extrait de pépins de pamplemousse très concentré se compose de 60 % d'extrait de pamplemousse et de 40 % d'excipient. Son utilisation est de l'ordre de 0,5 à 1 % du total des ingrédients. Dans les savons, il est ajouté au début avec les gras pour empêcher les huiles fines et les insaponifiables de rancir.

Extrait de romarin ou oléorésine de romarin
(*Rosmarinus officinalis*)

L'extrait de romarin, obtenu à partir des rameaux (feuilles et tiges) par extraction à l'aide de solvant, est un antioxydant (prolonge la durée de vie des huiles et des beurres) naturel et puissant. Il est utilisé dans les proportions de 0,15 à 0,5 % dans les formulations cosmétiques huileuses. Il s'ajoute lorsque la préparation a refroidi. L'extrait de romarin est admis dans l'alimentation biologique. Il ne faut pas le confondre avec l'huile essentielle de romarin.

Fixateur de parfum

La poudre de racine d'iris, la poudre de benjoin et la teinture de benjoin sont les fixateurs de parfum les plus accessibles utilisés dans la fabrication artisanale de produits cosmétiques. Comme les huiles essentielles contiennent des composés volatils, pour conserver leur odeur, entre autres, dans les savons, dans les pots-pourris et dans les sels de bain, il est préférable d'inclure dans la formulation un fixateur de parfum.

Germall liquide

Le germall est un conservateur de synthèse et un antimicrobien reconnu par la FDA américaine (Federation and Drug Administration) et Santé Canada. Il est compatible avec presque toutes les matières premières cosmétiques et ne contient pas de parabène. Il est utilisé dans les proportions de 0,1 à 0,5 % du total des ingrédients. Il permet de conserver les produits cosmétiques

Les parabènes sont des conservateurs chimiques pouvant provoquer des allergies, mais c'est surtout parce qu'ils sont métabolisés par l'organisme qu'ils sont dommageables.

pendant 2 à 3 ans. Ajouter le germall liquide lorsque la préparation émulsifiée a refroidi. Le produit cosmétique doit contenir un liquide pour que le germall le conserve efficacement. Le germall liquide est composé de propylène glycol, de diazolidinyl urea et d'iodopropynyl butylcarbamate.

Glycérine

La glycérine se présente sous la forme d'un liquide transparent, visqueux, incolore, inodore et non toxique, au goût légèrement sucré. Dans les cosmétiques du commerce, la glycérine est souvent utilisée en grande quantité comme agent humectant. Dans les cosmétiques maison, on doit l'ajouter en faible concentration pour éviter d'assécher la peau.

La glycérine est un sous-produit de la fabrication du savon, y compris celle vendue en pharmacie. Elle peut être d'origine végétale ou animale selon qu'elle provient du savon fabriqué avec du gras végétal ou du gras animal.

Son ratio d'utilisation dans les crèmes est de 10 %, au maximum, du total des ingrédients.

Huiles essentielles

L'huile essentielle est l'extrait naturel des plantes obtenu par distillation à la vapeur d'eau ou par l'utilisation de solvants volatils. Elle est antiseptique, antibactérienne ou anti-infectieuse. De plus, chacune possède des propriétés spécifiques. L'huile essentielle est une réelle source de bienfaits et un ingrédient de beauté précieux. Elle n'est pas un parfum, mais un produit thérapeutique et un remède puissant à utiliser avec modération. Il convient de bien se renseigner avant d'incorporer des huiles essentielles aux produits fabriqués à la maison afin de ne pas les utiliser avec excès sous prétexte qu'elles sont « à la mode ».

Les huiles essentielles ne sont pas des agents conservateurs, donc le rancissement de l'huile végétale entraîne leur oxydation. Dans un bain, elle ne s'ajoute pas directement dans l'eau, mais est toujours diluée dans un peu d'huile, qu'on appelle alors dispersant, ou un autre liquide miscible parce que l'huile essentielle est insoluble dans l'eau et qu'il existe des risques de brûlure et d'irritation.

Bien que naturelles, elles peuvent être dangereuses si elles sont utilisées en grande quantité, parce que très concentrées. Elles servent avant tout à soigner et doivent être prescrites par des aromathérapeutes. Une crème peut ne pas avoir d'odeur et un savon également.

Jo Serrentino, une spécialiste en médecine holistique reconnue mondialement en matière d'aromathérapie, précise que « les huiles essentielles n'ont pas les mêmes propriétés que les herbes à partir desquelles elles sont distillées ». Ainsi, la muscade moulue, utilisée en cuisine est sans danger, tandis que l'huile essentielle de muscade est très toxique. Elle peut causer des hallucinations si on dépasse les doses recommandées. La dose normale est de moins de trois gouttes [5].

1 ml d'huile essentielle équivaut à peu près à 20 gouttes.

Parmi les huiles essentielles potentiellement toxiques, à utiliser avec prudence et une connaissance certaine de leurs avantages et de leurs contre-indications, les huiles essentielles d'amande amère (*Prunus amygdalus*), d'anis vert (*Pimpinella anisum*), de cannelle de Chine (*Cinnamomum cassia*), de genévrier sabine (*Juniperus sabina*), de menthe pouliot (*Mentha pulegium*), d'origan (*Origanum vulgare*), de sauge officinale (*Salvia officinalis*) et de verveine citronnelle (*Aloysia triphylla*) devraient être prescrites uniquement par des professionnels.

Hydroxyde de potassium

Aussi appelé potasse, l'hydroxyde de potassium est un sel blanc et un alcali caustique et corrosif. La manipulation de l'hydroxyde de potassium requiert les mêmes mesures de sécurité que dans le cas de l'hydroxyde de sodium. Il est utilisé pour fabriquer des savons liquides et des savons crémeux. Comme il réagira plus fortement

5 Serrentino, Jo, *Le Guide des huiles essentielles*, Québec, Dimensions Littéraires, 1995.

dans le mélange avec l'eau, utiliser un chaudron plus haut afin d'éviter les éclaboussures.

Hydroxyde de sodium

L'hydroxyde de sodium (NaOH) est aussi appelé soude caustique ou encore lessive. Il s'agit d'un sel blanc, un alcali ou une base (substance dont le pH est supérieur à 7) caustique et corrosif utilisé pour neutraliser un acide (les gras) afin de produire du savon. La soude caustique est fabriquée industriellement à partir de la chaux et du carbonate de sodium. La manipuler avec des gants de caoutchouc, porter des lunettes et un masque protecteur, car c'est un produit dangereux. Tous les savons solides et crémeux contiennent de la soude caustique. Il est impossible de fabriquer du savon sans cet ingrédient. Il est à remarquer que les instruments qui ont été en contact avec de la soude sont les plus propres de la maison !

500 g de gras requiert entre 57 et 85 g de soude caustique, peu importe la nature des gras.

Lactate de sodium

Le lactate de sodium est un dérivé du petit-lait, synthétisé en laboratoire. Il est produit à partir de ressources renouvelables et il est complètement biodégradable, ce qui en fait un additif de choix dans les produits de soins. Il fait aussi partie des additifs alimentaires. Dans les produits cosmétiques, c'est un facteur d'hydratation à incorporer à la phase aqueuse. C'est un adoucissant naturel et un régulateur de pH. Il peut avantageusement remplacer la glycérine qui est plutôt collante et assèche la peau à la longue. En savonnerie, il permet de réduire le temps de séchage et de durcir le pain de savon, avantages qui permettent de produire un savon qui fond moins vite et qui se démoule aisément. L'ajouter de manière à ce qu'il représente de 1 à 5 % des ingrédients totaux dans le mélange eau-soude.

Si l'on ajoute du lactate de sodium à la recette de savon, il faudra diminuer la quantité d'eau parce qu'il en contient déjà 40 % ». Lorsque l'on ajoute 15 g de lactate, il faudra réduire la quantité d'eau de 6 g (soit 40 %) dans la recette.

Marante *(Maranta arundinaceae)*

La marante est une plante d'Amérique du Sud dont le rhizome moulu donne la fécule de marante (*arrowroot*) utilisée en cosmétologie dans les mélanges de poudre, les déodorants ou comme épaississant. C'est une fécule nourrissante. Elle aide l'humidité à pénétrer dans la peau.

Mica

Le mica est une poudre d'origine minérale, colorée ou non, servant à réaliser des maquillages donnant un reflet nacré. Par exemple, il sera l'un des ingrédients des cosmétiques maison, comme le rouge à lèvres, le fard à joues, l'ombre à paupières, le mascara et la poudre pour les yeux. Le mica est inerte et non toxique.

Miel

En plus d'occuper depuis toujours une place de choix dans notre alimentation, le miel se situe au sommet de l'échelle des ingrédients 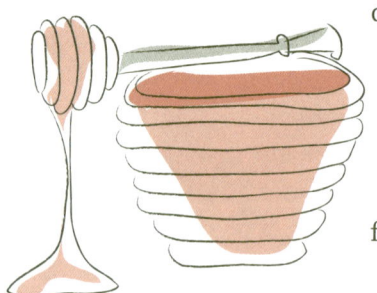 des produits de beauté. Les recherches ne cessent d'étonner sur les bienfaits extraordinaires des produits de la ruche. Les vertus cicatrisantes du miel ne font plus de doute. Non seulement permet-il une cicatrisation deux fois plus rapide, mais il inhibe la prolifération bactérienne [6].

Masque au miel

Mouiller le visage à l'eau chaude pour ouvrir les pores, étendre une fine couche de miel et laisser agir 15 minutes. Nettoyer à l'eau claire et terminer par une compresse d'eau froide pour refermer les pores.

---

6   http://science-et-vie.macollec.net/index_sv/contenu.
    php?collection=0&numero=965, p. 40

Le miel possède des propriétés antibiotiques (grâce à l'inhibine), cicatrisantes et conservatrices. Le choisir non pasteurisé pour travailler avec toutes ses propriétés. Il stimule la croissance des tissus et redonne à la peau sa souplesse. Le comble du raffinement est d'ajouter un peu de miel à la pommade à lèvres, à la pommade rosat, au savon et à tous les masques de beauté. Qui ne connaît pas l'hydromel, cette boisson alcoolisée miellée considérée comme la boisson des dieux!

Oxyde de zinc

L'oxyde de zinc est une poudre blanche, opaque, insoluble dans l'eau, mais miscible dans l'huile. Il est sécuritaire pour les yeux, les lèvres, le visage et les ongles. Employé pour donner une opacité aux crèmes et aux poudres, il n'a pas de propriétés couvrantes, contrairement au dioxyde de titane. Ses propriétés antiseptiques en font un ingrédient de choix dans la fabrication de produits pour soulager les irritations, notamment les fesses irritées d'un bébé. Il entre également dans la composition des *gloss* et des rouges à lèvres. (Il fera rosir le pigment rouge et pâlir le rose.) Dans les crèmes, l'oxyde de zinc s'ajoute dans l'émulsion refroidie, tandis que, dans les gloss et les rouges à lèvres, on le mélange aux pigments.

Le corps ne peut absorber qu'une quantité limitée de zinc. Contrairement à ce que l'on prétend souvent, l'oxyde de zinc ne peut pas être utilisé en tant que filtre UV, comme le souligne l'Afssaps (l'Agence française de sécurité des produits de santé) dans une étude publiée le 14 juin 2011[7].

Dans les produits cosmétiques, l'oxyde de zinc est le plus souvent présent sous forme de nanoparticules, dont l'innocuité n'est pas prouvée (voir page 50). Il est possible de remplacer l'oxyde de zinc par de l'argile blanche ou de la poudre de riz, deux produits sûrs.

---

7 Rapport relatif aux nanomatériaux dans les produits cosmétiques, Afssaps, 14 juin 2011.

Pigments

Les pigments sont des poudres fines, colorées et solubles dans l'huile. Les premiers pigments étaient d'origine minérale. De nos jours, la majorité des pigments est obtenue synthétiquement, ce qui favorise une régularité dans la production et un moindre coût. Cependant, une entreprise française spécialisée dans la vente de fournitures servant à la fabrication des cosmétiques artisanaux a innové dans le domaine en offrant des pigments naturels de qualité issus des minerais de fer, des ocres naturels, des micas d'origine minérale et des pigments végétaux. Bien qu'un peu plus chers, ces ingrédients viennent de la nature.

La famille des pigments « ultramarines » cosmétiques comprend le bleu, le violet et le rose. À partir du bleu ultramarine, on obtient le rose et le violet. Leur utilisation dans les cosmétiques est sécuritaire. On peut également les utiliser dans les savons, les sels de bain et les bombes effervescentes.

Les pigments d'« oxydes de fer » ne sont plus fabriqués à partir des dépôts miniers, en raison de la qualité des gisements minéraux qui ne répondent pas aux critères relatifs à la pureté et à l'absence de métaux lourds (un critère important en cosmétologie). Ils sont généralement produits par voie de synthèse, avec des produits chimiques. On peut se procurer des oxydes de fer de couleur rouge, jaune, brune et noire. La couleur dépend de la structure chimique de l'oxyde. L'oxyde de fer (dans les teintes de rouge) peut être utilisé dans les *gloss*, les rouges à lèvres ainsi que dans les différents mélanges poudreux.

L'oxyde de chrome est un pigment de nuance vert réputé toxique et cancérigène du fait de sa forte teneur en chrome. Un pigment d'oxyde de chrome de qualité devrait être à 100 % d'origine végétale et ne pas contenir de chrome libre, vu la toxicité possible du produit. Le pigment vert est difficile à reproduire synthétiquement. Cependant, il existe des exemples de pigments verts naturels qu'il est possible d'utiliser dans les produits cosmétiques en toute sécurité (voir Chlorophylle, p. 47).

Le Canada suit la réglementation officielle de l'Union européenne dans le domaine des colorants et pigments à usage cosmétique.

Polysorbate 20

Le polysorbate 20 est un émulsifiant doux, non toxique et non irritant. Il sert à émulsionner des huiles dans l'eau comme dans des vaporisateurs ou des huiles de bain. L'utiliser en ajoutant des quantités égales de polysorbate 20 au parfum (fragrance) ou à l'huile essentielle. Il permet de garder le produit clair et d'éviter la séparation des fragrances et des huiles essentielles dans les produits liquides.

Poudre de racine d'iris

La poudre de racine d'iris provient du rhizome de l'*iris germanica* var. *florentina* réduit en poudre. Fixateur de parfum, elle rehausse et conserve la couleur et l'odeur des produits. Elle était connue des Égyptiens comme conservateur de parfum. Il est impossible de fabriquer soi-même de la poudre de racine d'iris avec la racine de l'iris versicolor ou de l'iris paluda communs de nos forêts.

La racine de l'iris germanica var. florentina, un rhizome très épais, peut prendre jusqu'à trois ans avant d'être complètement sèche et émettre un parfum. L'iris destiné à produire la poudre est surtout cultivé en Italie.

Poudre de soie

La poudre de soie ou protéine de soie est un produit haut de gamme utilisé dans une proportion de 0,1 à 1 % (1 g pour 100 g de produit) dans les shampooings, les crèmes, les savons liquides et autres produits de soins de corps. Elle est produite à partir du cocon du ver à soie, dévidé et moulu finement. La poudre de soie est soluble dans l'eau et s'incorpore au produit fini. Dans les shampooings, elle augmente la brillance des cheveux. Ajoutée aux crèmes, elle retient l'humidité de la peau selon les changements de température et prévient ainsi la sécheresse cutanée. Elle protège la peau contre les rayons UV. La poudre de soie adoucit les produits dans lesquels elle est incorporée et elle les rend lisses, hydratants et revitalisants.

La soie liquide possède les mêmes propriétés avec les avantages d'être plus facilement miscible dans les préparations et de mieux se conserver. Le ratio d'utilisation est de 0,5 à 5 % dans la plupart des produits.

Propolis

La propolis est un produit naturel sécrété par les abeilles et récolté pour ses propriétés antibiotiques. On l'utilise pour soigner certains problèmes cutanés. L'extrait de propolis peut aussi jouer un rôle de conservateur léger dans les pommades. Il est ajouté de façon à constituer de 3 à 5 % du total des ingrédients.

Sel de la mer Morte

Le sel de la mer Morte possède une haute concentration de 26 minéraux tels que le magnésium, le calcium, le sodium, le potassium et le zinc. Dans un bain, il soulage la douleur musculaire et réduit les tensions nerveuses. Il est un atout pour combattre la fatigue et le rhumatisme.

Sel de mer

Le sel de mer provient, comme l'indique son nom, de la mer. Il nettoie, détoxique la peau et la laisse douce. Incorporé aux exfoliants, il détache les cellules mortes en douceur. À la différence du sel de mine, le sel de mer est obtenu par évaporation. Il conserve tous ses minéraux et devient un véritable antistress.

Sel d'Epsom

Le sel d'Epsom ou sulfate de magnésium est un important sel thérapeutique anti-inflammatoire et un relaxant musculaire. Il est donc de premier choix dans la fabrication des sels de bain parce qu'il calme le système nerveux. Il est un gage de détente absolue. Il est ainsi nommé parce qu'il se trouvait en abondance dans les sources d'Epsom en Angleterre.

250 g de sel d'Epsom, 100 g de bicarbonate de soude et 100 g d'acide citrique donnent un sel de bain effervescent. À conserver dans un pot en verre et à savourer en toutes saisons...

Sel gris de Guérande

Le sel gris de Guérande est réputé pour son extrême concentration en oligo-éléments, notamment le magnésium qui induit la détente musculaire. L'importance de son taux d'humidité en fait un produit naturel remarquablement soluble, idéal dans la préparation des sels de bain. Son appellation de « sel gris » provient des argiles qui l'imprègnent et sa couleur naturelle varie selon leur importance. Il est non raffiné, non lavé, sans additif et sa faible teneur en sodium en fait aussi un ingrédient de choix dans l'alimentation.

Dans 10 ml de gel d'aloe vera, disperser 5 gouttes d'HE de lavande angustifolia. Verser dans 250 g de gros sel gris de Guérande et bien mélanger. Ajouter 60 ml de ce mélange dans le bain pour profiter d'une vingtaine de minutes antistress et apaisantes.

Sodium lauryl sulfoacétate

Le sodium lauryl sulfoacétate est une poudre blanche d'origine naturelle dérivée de la noix de coco. Il favorise le développement de la mousse et des bulles dans les produits. Étant biodégradable, il fait partie des tensioactifs naturels (la formation de mousse nécessite la présence d'agents tensioactifs). Le sodium lauryl sulfoacétate est permis dans les produits cosmétiques biologiques, car il est doux pour la peau, même pour celle de bébé. Il est ajouté aux bombes effervescentes, aux sels de bain et aux shampooings pour faire mousser. En général, le pourcentage recommandé est de 1 à 3 % ; pour les bombes il est de 10 et 15 %. Mieux vaut, bien sûr, un ratio bas que trop élevé.

Sorbate de potassium

Le sorbate de potassium est un agent de conservation doux, synthétisé artificiellement et sécuritaire. Son effet retarde ou empêche d'indésirables modifications microbiologiques dans les denrées alimentaires et dans les produits cosmétiques. Il est autorisé par Écocert, un organisme de certification biologique, dans la fabrication de produits cosmétiques biologiques. Il est avant tout un fongicide (antimoisissure et antimycosique) et un antibactérien. Dans les crèmes, ajouter de 0,2 à 0,3 % de sorbate de potassium. Il est soluble dans l'eau et légèrement dans l'alcool. Utilisé dans l'alimentation pour conserver les yogourts, les sauces et les vins, le sorbate de potassium conserve les produits cosmétiques pour une période de neuf mois à un an.

Pour 100 g de crème, faire le calcul suivant pour ajouter 0,3 % de sorbate de potassium :

$$100\ g \times 0{,}003 = 0{,}3\ g$$

Soit 0,3 g de sorbate à ajouter au produit comme conservateur. Cette petite quantité requiert une balance précise au 0,1 g près.

Teinture de benjoin et poudre de benjoin

La teinture de benjoin provient du styrax à benjoin (*Styrax tonkinensis* ou *Styrax benzoin*). Elle est obtenue par la macération de la résine de l'arbre dans l'alcool. C'est un antioxydant, un conservateur et un fixateur de parfum. La teinture de benjoin est aussi reconnue pour ses propriétés antibactériennes, antivirales et antifongiques. Malgré tout, l'expérience montre que les crèmes, les pommades et les onguents auxquels on l'ajoute doivent tout de même être conservés au frais. Ajoutée aux savons, la teinture de benjoin fixe les odeurs des huiles essentielles volatiles. La teinture de benjoin n'est pas l'huile essentielle de benjoin. Ce sont deux produits distincts. La proportion à utiliser dans les préparations est d'environ 0,6 % du produit.

Il est possible de fabriquer de la teinture de benjoin en mélangeant 20 g de poudre de benjoin à 200 ml d'alcool à 40 %. Laisser macérer trois semaines en remuant quotidiennement. Filtrer et transvaser dans une bouteille opaque.

Vinaigre de cidre

Le vinaigre de cidre biologique et non pasteurisé aide à traiter les troubles de la peau, car son pH acide est pratiquement le même que celui d'une peau en santé, soit entre 4 et 6. Utilisé dans les soins capillaires, il est le meilleur après-shampooing. C'est à partir du vinaigre de cidre à 8 % que l'on prépare les teintures de plantes par macération qui seront ensuite ajoutées à la phase liquide de certaines préparations de crèmes.

Pour revitaliser les cheveux, les rincer avec du vinaigre de cidre. À 250 ml d'eau, ajouter 15 ml de vinaigre de cidre. Conserver dans un contenant muni d'un vaporisateur, toujours prêt dans la douche. L'odeur de vinaigre s'estompe rapidement.

Vitamine E

La vitamine E, de la famille des tocophérols, est liposoluble (soluble dans l'huile) et est extraite par distillation d'une huile végétale. Ses propriétés antioxydantes en font un ajout important dans les produits pour les soins du visage, tels les crèmes, les pommades et les cérats. Ajouter lorsqu'elles ont refroidi, soit en même temps que les huiles essentielles. Dans le commerce, la vitamine E naturelle (d-alpha tocophérol), biologiquement plus active, se distingue de la vitamine E synthétique (dl-alpha tocophérol). La vitamine E se conserve au frais, et les produits auxquels elle a été ajoutée aussi.

Fruits et fleurs

« Voilà justement le double effet de votre jardin. Un jardin,
c'est de l'air pur, c'est de la lumière et du soleil en abondance,
c'est de la fraîcheur pendant l'été, c'est le calme, c'est la paix,
c'est le repos ; ce sont les parfums délicats des plantes et des fleurs
aux formes et aux couleurs variées à l'infini ; c'est le chant des
oiseaux dans le vert feuillage des arbres ; c'est le spectacle instructif
et fortifiant des abeilles laborieuses et des fourmis infatigables ;
c'est le charme des courses vagabondes des papillons et des vols
folâtres des insectes(...) »

(Abbé Ange Armand, *L'Herboriste chez soi*, p. 220)

Calendula officinal ou souci officinal (Calendula officinalis L.) de la famille des astéracées (composées)

Le calendula est une annuelle de la région méditerranéenne utilisée comme plante médicinale depuis le Moyen Âge. Elle était déjà très appréciée des anciens herboristes comme Hildegarde de Bingen, Albert le Grand, l'abbé Kneipp et Maria Treben. Tous ont vanté les nombreuses vertus du calendula officinal.

La fleur du calendula renferme des substances aromatiques et des principes actifs qui agissent comme hydratants cutanés et cicatrisants. La plante convient à tous les types de peau.

La belle couleur jaune des fleurs de souci officinal provient du carotène, une substance que notre organisme transforme en vitamine A s'il lui est ajouté de l'huile. C'est un spécialiste de la peau et surtout des épidermes fragiles. Pour cela, il est souvent utilisée dans la fabrication de produits pour bébés. Le calendula a des propriétés adoucissantes et limite la production de sébum. La pommade fabriquée avec les capitules de calendula est anti-inflammatoire et antiseptique. Elle a une invitante couleur jaune soleil. L'huile macérée fabriquée à partir de la plante fraîche dégage une odeur nauséabonde lors de la filtration. Cette huile macérée peut devenir l'excipient des crèmes de jour. La plante est de culture aisée. Récolter ses graines à l'automne et les semer directement dans le jardin quand la terre est réchauffée, au printemps. La variété Calypso, d'un bel orange soutenu, est à rechercher pour sa grande richesse en principes actifs.

Concombre *(Cucumis sativus L.)*
de la famille des cucurbitacées

Voici l'un des meilleurs produits naturels pour embellir la peau. Le concombre, celui produit l'été et non celui de la serre, éclaircit le teint, resserre les pores et hydrate la peau. Il s'utilise frais, en tranches pour le masque, en jus pour la crème de jour ou en purée pour le savon. Le jus peut aussi se congeler dans des bacs à glaçons pour une utilisation ultérieure. La crème hydratante pour le visage fabriquée avec le jus frais de concombre se conserve un mois au frais.

La nomenclature botanique comprend un nom français suivi du nom latin. Seul le nom latin est exact et mondialement reconnu par les botanistes. La lettre qui suit est l'initiale du nom du botaniste qui a identifié la plante. Ici « L. » pour Linné. Si la lettre est placée entre parenthèses et que d'autres suivent, c'est qu'un botaniste a classé la plante autrement et par le fait même a dû changer le nom. Par exemple, le thé que Linné nomma Thea sinensis *et que Kuntze renomma* Camellia sinensis *(L) Kuntze.*

Lavande *(Lavandula angustifolia Mill.)* de la famille des lamiacées (labiées)

Ajoutée à une préparation pour chasser les moustiques, la lavande est un insecticide naturel qui sent divinement bon. De même, déposée en sachet entre les vêtements, seule ou associée à une autre plante insectifuge comme la tanaisie vulgaire (*Tanacetum vulgare*), elle remplacera avantageusement les « boules à mites » et prolongera l'été dans les armoires. Elle est un bon désinfectant. L'huile essentielle, extraite des fleurs, possède des vertus bactéricides. Elle est un additif apprécié dans les cosmétiques et autres produits de l'hygiène corporelle, car son parfum est dit calmant.

Mélisse *(Melissa officinalis L.)* de la famille des lamiacées

L'eau de mélisse se prépare avec environ 20 g (ou une poignée) de feuilles de mélisse cueillies avant la floraison et 250 ml d'eau froide. Amener à frémissement. Infuser environ 20 minutes pour une eau concentrée. Lorsqu'elle a refroidi, ajouter 60 ml de vinaigre de cidre biologique. Transvaser dans une bouteille munie d'un vaporisateur et conserver au frais. À utiliser avant la crème hydratante matinale.

La mélisse est une plante médicinale vivace qui est envahissante dans les jardins et les potagers où elle est cultivée. Bien sûr, cette qualité, ou ce défaut, permet d'éprouver notre générosité et de la partager avec les autres. En lotion pour le visage, la mélisse infusée, utilisée seule ou mélangée au vinaigre de cidre biologique est cicatrisante. Selon Barbara et Peter Theiss[8], « il ne faut pas non plus sous-estimer l'efficacité d'un bain de mélisse. Si on en a la possibilité, il faudrait s'offrir ce délassement au moins deux ou trois fois par semaine, avant le coucher. »

8   Theiss B. et P. Theiss, *Le Bien-être de la famille par les plantes*, Monaco, Éditions du Rocher, 1990, 157 pages.

Remplir un sachet en coton de feuilles de mélisse cueillies avant la floraison et laisser l'eau du robinet couler sur le sachet. Ou encore infuser les feuilles comme pour une tisane, puis verser l'extrait filtré dans l'eau du bain.

Menthe poivrée (*Mentha piperita* Huds.) de la famille des lamiacées

La menthe poivrée est la plus connue de la famille. La tige de la menthe poivrée est rouge et les feuilles sont plus ovales que celles de la menthe à épis qui possèdent des feuilles acuminées au sommet. L'odeur de la menthe poivrée est particulièrement prononcée et rafraîchissante. Elle possède plus de principes actifs que les autres espèces et elle est de culture envahissante. L'infusion de menthe utilisée en lotion équilibre les peaux grasses, acnéiques et couperosées. Si on y ajoute du vinaigre de cidre, on obtient une lotion aux vertus antiseptiques à appliquer avant la crème de jour.

Les vertus de la menthe font aussitôt penser aux soins pour les pieds. Ainsi, pour soigner les pieds oubliés, fabriquer des produits spécifiques en ajoutant quelques gouttes d'huile essentielle de menthe poivrée.

Tout comme le persil, la menthe poivrée a des propriétés antiseptiques, qui tuent les germes responsables de la fétidité de l'haleine.

......

Pour rafraîchir les pieds qui ont beaucoup travaillé, les plonger dans une infusion de feuilles de menthe et de fleurs de lavande. Ajouter du sel d'Epsom pour compléter la relaxation.

......

Des chercheurs ont remarqué que, lorsque la feuille de menthe poivrée est consommée en infusion, 75 % de ses composés phénoliques se retrouvent dans la tisane. La tisane de menthe, tout comme le thé, diminuerait l'absorption du fer dans l'organisme. Elle est donc à consommer une heure avant ou après un repas.

......

Plantain (*Plantago major L.*)
de la famille des plantaginacées

Il existe environ 200 espèces de plantain dispersées sur les continents et elles possèdent toutes les mêmes vertus médicinales. La plante entière, utilisée fraîche de préférence, entre dans la composition de différents produits cosmétiques et thérapeutiques. Le jus extrait de la plante fraîche peut être directement ajouté aux crèmes tandis que les huiles macérées au plantain serviront à l'élaboration de crèmes et de savons. Infusé en lotion externe, le plantain est efficace contre les dermatoses (ou toutes les affections de la peau en général). Les jeunes feuilles printanières sont comestibles et pleines de chlorophylle. Les feuilles froissées ou mâchouillées légèrement s'appliquent sur les piqûres d'abeilles, les coupures et les brûlures. Les graines sont comestibles et, une fois moulues, peuvent s'ajouter aux gâteaux ou aux muffins.

Le pansement de plantain

« [...] on dirait que le plantain referme la plaie en beauté par une couture de fil d'or, car, de même que l'or n'accepte pas la rouille, le plantain n'admet pas de pourriture et de chair mortifiée. »

Abbé Kneipp

Romarin (*Rosmarinus officinalis L.*)
de la famille des lamiacées

Le romarin est considéré depuis des siècles comme une plante de jeunesse et de beauté en référence à sainte Élisabeth, reine de Hongrie (XVIe siècle), qui selon l'ethnobotaniste et écrivain Pierre Lieutaghi « [...] préparait elle-même cet élixir qui lui aurait fait recouvrer la santé et une certaine jeunesse à 70 ans passés (elle assurait en avoir reçu la formule d'un ange). [...] L'eau de la reine de Hongrie [...] n'était rien d'autre que le résultat de la distillation d'une macération de fleurs de romarin dans l'alcool »[9]. Utilisée en lotion ou en compresse, l'infusion concentrée de romarin (environ 5 g de plantes fraîches pour 250 ml d'eau) nettoie et resserre les pores de la peau. En huile macérée à chaud, le romarin devient l'élément principal d'une crème contour des yeux, d'une crème de jour ou d'un bon savon pour le visage.

Les fines herbes se récoltent durant tout l'été en ne cueillant jamais plus de 10 % de la plante à la fois. La plante se développera ainsi rapidement et la récolte sera plus intéressante à l'automne.

Rose (*Rosa gallica L.*) de la famille des rosacées

À partir des pétales frais ou séchés de la rose est fabriqué un sirop de rose qui soulage les bronches agressées par la pollution, du miel de rose (miel rosat), de la confiture de roses (azùcar), de l'eau de rose qui cicatrise et apaise l'acné, de la pommade de rose (pommade rosat) souveraine contre les gerçures et du vinaigre de rosat pour adoucir l'eau du bain. Les fruits du rosier, les cynorhodons, ne sont pas à négliger comme ingrédient médicinal. C'est le fruit qui contient le plus de vitamine C sous nos latitudes. À titre comparatif, il en contient cent fois plus que les agrumes. Les cynorhodons sont à récolter après le premier gel. Les variétés de rosiers recommandés pour la cuisine, comme les rosiers rugueux (*rosa rugosa*), sont grandes et fournissent une abondance de gros fruits pleins de vitamines C.

9   Lieutaghi, Pierre, *Le Livre des bonnes herbes*, Arles, Actes Sud, 1996, 396 pages.

Sauge officinale *(Salvia officinalis L.)* de la famille des Lamiacées

Selon Jean Palaiseul, « elle est sans conteste la reine des plantes médicinales comme la rose est celle des fleurs d'agrément[10] ». Appelée aussi l'herbe sacrée, réputée pour soigner tous les maux, la sauge est une plante vivace, tonique, astringente et excellente pour la peau fatiguée, irritée ou grasse. L'huile macérée à la sauge peut être ajoutée aux crèmes et aux pommades à lèvres. La pommade de sauge sera indiquée en cas de rhumatismes ou de douleurs musculaires. L'abbé Kneipp affirmait qu'« aucun propriétaire de jardins n'oublierait, en le cultivant, d'y planter un pied de sauge ». La sauge officinale, ne tolérant pas le métal, doit être conservée une fois séchée dans des sacs en papier. De même, omettre la cuillère en métal pour sa transformation, car elle réagit sous l'effet des tanins, principaux constituants qui s'y trouvent en quantité relativement élevée.

Thé vert biologique *(Camellia sinensis (L.) Kuntze)* de la famille des théacées

L'infusion de thé vert biologique en feuilles, en plus d'être une boisson délicieuse, peut être ajoutée aux crèmes pour ses effets bénéfiques sur les peaux sensibles. Le thé vert contient des antioxydants qui limitent les dommages de l'exposition excessive aux rayons ultraviolets[11]. Privilégier ici le thé en feuilles et non en sachet.

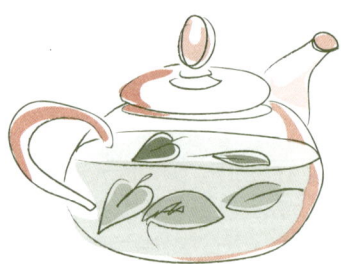

10 Palaiseul, Jean, *Nos grands-mères savaient*, Paris, Le Livre de poche, 1972, 380 pages.
11 Vautrin, Danielle, *Une peau zéro défaut*, Monaco, Éditions Alpen, 2005, p. 52.

Thym (Thymus vulgaris L.) de la famille des Lamiacées

Le thym était religieusement cultivé dans les herbularius ou jardins de plantes médicinales médiévaux. C'est une plante vivace qui peut donc survivre dans nos jardins même après un hiver rigoureux. Le thym est l'ennemi des toxines. En infusion, il est une herbe stimulante, fortifiante et antiseptique. L'huile macérée au thym peut être l'excipient ou la base d'une bonne crème de jour. Maria Treben, une herboriste autrichienne du XXe siècle, conseille des tisanes de thym pour exciter les facultés intellectuelles en remplacement du café matinal.

Tussilage (Tussilago farfara L.) de la famille des astéracées.

Le tussilage est la première fleur jaune à pousser au printemps et elle ressemble beaucoup au pissenlit. Cette fleur sauvage rend la peau douce. Elle possède également de légères propriétés astringentes, anti-inflammatoires et antiseptiques. Les capitules de la plante contiennent des flavonoïdes, des antioxydants importants permettant de lutter contre les radicaux libres. Utilisé en infusion concentrée, le tussilage devient le composant liquide des crèmes hydratantes. Transformé en huile macérée, il évolue dans la partie huileuse des formulations de crèmes.

nomille romaine (*Chamaemelum nobile*
poudre 50 ml d'eau 25 ml d'infusion de c
uile de tournesol biologique naturelle ou
ile) ¼ de c. à thé d'algue d'agar-agar en p
naine (*Chamaemelum nobile*) 15 ml d'hui
amomille romaine (*Chamaemelum nobi*
poudre 50 ml d'eau 25 ml d'infusion de c

uttes d'HE ¼ de c. à thé d'algue d'agar-a
nille romaine (*Chamaemelum nobile*) 1
rée à la camomille romaine (*Chamaemel*
e 50 ml d'eau 25 ml d'infusion de camom
tournesol biologique naturelle ou macér
outtes d'HE ¼ de c. à thé d'algue d'agar-a
nille romaine (*Chamaemelum nobile*) 1

Les ingrédients à éviter

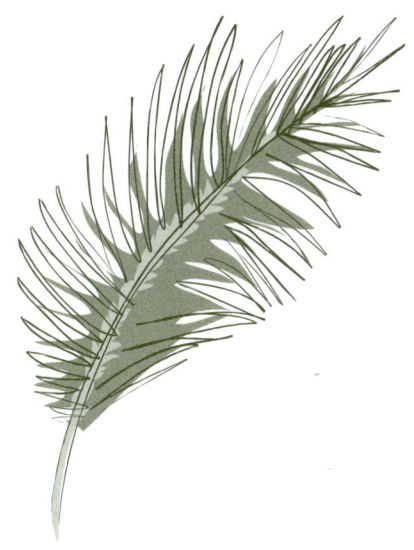

Les ingrédients à éviter dans la fabrication des produits cosmétiques

Colorant et pigment synthétiques

Les colorants synthétiques liquides sont fabriqués à partir d'hydro-carbures (pétrole, benzène, par exemple) et ils sont potentiellement cancérigènes. Les produits cosmétiques de synthèse contiennent des colorants synthétiques tandis que les produits cosmétiques biologiques sont teintés avec des pigments naturels en poudre.

Sur les sites Internet où sont vendus les ingrédients entrant dans la fabrication des cosmétiques, les colorants synthétiques sont identifiés par un nom de couleur suivi d'un chiffre « FD&C Bleu n° 1 » ou « Blue 1 » et « D&C Yellow 5 aluminum » ou encore désignés par les lettres CI (*Color Index*) suivies de cinq chiffres. La présence du logo de la *Food Drug and Cosmetic* indique que cet organisme de certification américain approuve les colorants dans les aliments, les médicaments et les cosmétiques. Le logo du *Drug and Cosmetic*, un autre organisme de certification américain, accompagne seulement les colorants non approuvés pour les aliments.

La réglementation concernant les pigments et les colorants varie d'un pays à l'autre. Un pigment ou un colorant recommandé aux États-Unis peut être interdit par la Commission européenne ou par Santé Canada. Par exemple, le rose ultramarine (CI 77007) est interdit dans les produits pour les lèvres aux États-Unis, mais accepté par la Commission européenne. De plus, certains pigments peuvent être interdits pour les lèvres et acceptés pour les yeux. Les réglementations sont nombreuses et parfois s'y perd le novice. La Commission européenne a analysé plusieurs agents colorants utilisés dans la fabrication des cosmétiques et a établi des listes précises des substances interdites. Pour ne pas doubler une étude déjà bien menée en Europe, le Canada se fie à cette recherche. Les listes sont données sur Internet. Il est aussi possible de demander la fiche signalétique du produit au vendeur.

Quoi qu'il en soit, il vaut mieux privilégier les colorants naturels à base de plantes comme le jus concentré ou la purée de betterave, et la chlorophylle, des pigments minéraux comme les micas et les ocres, certains oxydes de fer, les ultramarines et des pigments végétaux comme le curcuma et le paprika.

Fragrance ou parfum

Les fragrances sont des parfums synthétiques, des substances odorantes artificielles très stables. Leur odeur est tenace. Dans la composition des parfums, 95 % des produits chimiques utilisés sont des dérivés du pétrole. Les parfums d'aujourd'hui ne sont manifestement plus fabriqués avec des fleurs !

Les produits cosmétiques aux arômes prononcés se vendent mieux que s'ils étaient dépourvus d'odeur. En laboratoire est ainsi reproduite l'odeur de la pomme verte, de la rose, du jasmin, du lilas et de bien d'autres effluves qui séduisent le consommateur qui n'y voit que du feu. Les fragrances contiennent entre 500 et 3 000 produits chimiques différents. Elles sont aussi présentes dans les produits d'entretien ménager, les chandelles, les assainisseurs d'air, les assouplisseurs, les poudres, les gels et liquides à vaisselle et les détergents à lessive.

Trois rapports font autorité et démontrent que des produits dangereux non identifiés et non testés sont absents des étiquettes de cosmétiques. Ils proviennent de l'Association pulmonaire du Canada[1], de Greenpeace[2] et de la Fondation David Suzuki[3], qui ont enquêté.

Selon l'Association pulmonaire du Canada[4], « les substances chimiques qui servent à parfumer les produits peuvent entraîner de graves problèmes de santé chez certaines personnes, en particulier celles atteintes de maladies pulmonaires comme l'asthme. Le fait d'être à proximité d'un produit parfumé, tels les chandelles parfumées ou

---

1 www.poumon.ca/home-accueil_f.php
2 www.greenpeace.org/canada/fr
3 www.davidsuzuki.org/fr
4 www.poumon.ca/protect-protegez/pollution-pollution/indoor-interieur/ scents-parfums_f.php

les détergents à lessive, peut rendre certaines personnes malades. [...] Les produits parfumés contiennent diverses substances toxiques qui, une fois libérées dans l'air, se volatilisent et s'accrochent aux cheveux, aux vêtements et à d'autres objets. »

Sur le site Internet de Greenpeace[5], une étude intitulée « Pour la Saint-Valentin, dites-le avec des toxines » révèle « Un parfum de scandale ». Selon cette étude, les parfums contenus dans les déodorants, les crèmes pour le corps, les parfums, les sels de bain et tout autre produit cosmétique nous exposent à des substances chimiques potentiellement nocives pour la santé qui peuvent modifier l'ADN des spermatozoïdes, avoir des effets secondaires perturbateurs sur le système hormonal et endocrinien et affecter les fonctions pulmonaires à long terme. Presque tous les parfums testés contenaient des phtalates (DEP) et des muscs de synthèse. Leur absence sur l'étiquette des produits rend difficile le choix du consommateur qui désire les éviter.

« Les produits dont l'étiquette indique " inodore " ou " non parfumé " peuvent également contenir des ingrédients parfumés non spécifiés servant à masquer d'autres produits chimiques », affirme la Fondation David Suzuki[6], qui réclame qu'on interdise l'utilisation de ces termes.

Les fragrances peuvent être remplacées dans les concoctions par des huiles essentielles. Il est aussi possible de choisir d'omettre les odeurs. Pour la vente de cosmétiques artisanaux, pourquoi ne pas habituer la clientèle à un produit inodore ? L'odeur ne nettoie pas et n'est pas un signe de propreté. Le détergent à odeur de citron ne lave pas plus que celui qui sent la pomme verte.

---

5 www.greenpeace.org/canada/fr/presse/communiques/toxic-valentine
6 www.davidsuzuki.org/fr/champs-dintervention/telechargements/
   Dirty-Dozen-backgrounder-October-2010_FR.pdf

Gelée de pétrole ou vaseline *(Petrolatum)* et huile minérale *(Paraffinum liquidum)*

Ce sont des distillats de pétrole. Ils bouchent les pores de la peau et l'empêchent de respirer. Étant des ingrédients bon marché, ils sont largement utilisés dans l'industrie des cosmétiques. Les remplacer par une bonne huile végétale biologique dans la fabrication des cosmétiques cuisinés chez soi est un peu plus coûteux, mais bien plus attrayant.

Huile de palme *(Elaeis guineensis)*

L'huile de palme est extraite de la pulpe du fruit du palmier à huile. Elle est l'huile la plus consommée dans le monde. Bien qu'il s'agisse d'une huile naturelle avec d'excellentes propriétés pour la peau, sa culture intensive dans les régions tropicales a des effets pervers sur l'environnement, ce qui en fait une huile à proscrire dans la fabrication artisanale du savon. L'agence Science-Presse dénonce la culture du palmier à huile dans un dossier Internet[7] très documenté intitulé « L'huile de palme, un cauchemar écologique ». À titre indicatif, voir aussi : *La Presse* (2008), « Biocarburants : quand le rêve écologique tourne au désastre[8] » ; *Le Devoir* (2009), « Une vie de résistance[9] » ; *Le Monde diplomatique* (2009), « En Indonésie, palmiers à huile contre forêt[10] » et un article, qui se veut rassurant, publié le 16 juillet 2010 par l'Agence France-Presse[11].

Un produit sur dix à l'épicerie contient de l'huile de palme dont le taux en gras saturés est supérieur à celui des graisses animales. Un cosmétique devrait pouvoir se manger, alors ce qui est proscrit dans l'alimentation doit aussi l'être dans les cosmétiques.

---

7   www.sciencepresse.qc.ca/actualite/2007/02/07/
    huile-palme-cauchemar-ecologique
8   lapresseaffaires.cyberpresse.ca/economie/200901/06/01-686310-biocar-
    burants-quand-le-reve-ecologique-tourne-au-desastre.php
9   www.ledevoir.com/international/amerique-latine/243832/
    une-vie-de-resistance
10 www.monde-diplomatique.fr/2009/12/GOUVERNEUR/18575
11 16-juillet-2010-L-Indonesie-reservera-des-forets-pour-les.html

Dans la fabrication du savon, elle peut être remplacée par une huile liquide : d'olive, de canola, de tournesol ou encore par un beurre végétal.

Huile première pression « à bon marché »

L'adage « chaque chose vaut son prix » se justifie ici avec l'huile d'amande douce biologique. C'est une huile coûteuse utilisée pour soigner la peau sèche et irritée, contrairement à l'huile d'amande douce raffinée, moins coûteuse, mais qui asséchera la peau. Bernard Stier[12], fondateur de la Maison Orphée, l'explique clairement : « on retrouve couramment sur le marché de l'huile d'amande vendue à des prix « irréalistes ». Bien que ce produit soit vendu comme étant de première pression à froid, il ne fait aucun doute qu'il s'agit le plus souvent d'une huile raffinée extraite à partir de résidus d'amandes. » Pourquoi risquer d'endommager sa peau avec des huiles de mauvaise qualité ? Il est préférable d'en acheter qui sont certifiées biologiques et, dans les limites du possible, issues d'une production locale.

Lanoline

Graisse extraite du suint de la laine du mouton et allergène connu, souvent contaminée par les pesticides. Elle peut être remplacée par un substitut végétal composé de polyglycérides d'acides gras fabriqués à partir d'huile de tournesol. Troquer contre du beurre de karité pour sa consistance ou de la cire d'abeille si un effet émulsifiant est recherché.

Paraffine (Ceresin, Paraffin, Cera Microcristallina, Ozokerite)

La paraffine, ou cire minérale, est un produit résiduel de la distillation et du raffinage des pétroles bruts, un des ingrédients les moins coûteux utilisés dans les produits cosmétiques. Présente dans presque tous les rouges à lèvres du commerce, dans les crèmes et les laits nettoyants, la paraffine n'est pas un émulsifiant et, lorsqu'elle fait

---

12 Stier, Bernard. *Secrets des huiles de première pression à froid,* Québec, Orphée, 1990, p. 50.

partie des composants d'une crème à titre d'émollient, d'hydratant ou d'agent épaississant, elle a tendance à boucher les pores de la peau, nuisant ainsi à sa respiration. En général, les produits de la pétrochimie utilisés dans les cosmétiques sont emmagasinés par l'organisme, ce qui risque d'endommager le foie. De plus, ils ne sont pas biodégradables. La paraffine est avantageusement remplacée dans la phase huileuse d'une recette par une bonne huile végétale biologique, comme l'huile de jojoba, qui a la consistance d'une cire liquide.

Préservateur ou conservateur de synthèse avec des parabènes

Les conservateurs de synthèse riches en parabènes sont populaires dans la fabrication des cosmétiques artisanaux. On les utilise souvent dans les produits ayant un fort pourcentage de gras comme les exfoliants, les beurres ou les baumes qui, par ailleurs, n'ont pas besoin de conservateur. Les parabènes sont potentiellement responsables de changements hormonaux et s'accumulent (bioaccumulation) dans les graisses du corps. De plus, ils sont soupçonnés d'être cancérigènes. Selon la *Gazette des femmes* (2007)[13], les déodorants, eux, contiennent des parabènes, des agents de conservation que Philippa D. Darbre[14], chercheuse en oncologie à l'Université de Reading, Royaume-Uni, a retrouvés dans près d'une vingtaine de tumeurs cancéreuses du sein. Dans une étude publiée en 2004 dans le *Journal of Applied Toxicology*[15], elle souligne que ces substances sont capables de mimer l'action des œstrogènes, ce qui peut provoquer la croissance d'une tumeur au sein. Les conservateurs avec parabènes sont peu dégradables et peuvent favoriser la pénétration d'autres substances indésirables dans la peau.

---

13 http://www.sogc.org/media/pdf/awards/CorpsDepotoir08.pdf
14 www.canceractive.com/cancer-active-page-link.
aspx?n=2839&Title=Dr%20Philippa%20D%20Darbre%20patron%20
of%20CANCERactive
15 Darbre, P. D. et coll., *Oestrogenic Activity of Benzylparaben. Journal of Applied Toxicology,* 2004.

Si l'on souhaite ajouter un conservateur à nos produits maison dont la phase huileuse est importante, comme une barre de massage par exemple, on utilisera de l'oléorésine de romarin, qui prévient l'oxydation, de l'extrait de pépins de pamplemousse ou de la vitamine E naturelle, de bonne qualité. Les cosmétiques composés d'une proportion importante de liquide ou ayant une phase aqueuse considérable, comme les crèmes et les laits démaquillants, sont des terrains propices à la prolifération des microorganismes qui ont besoin d'eau pour vivre. S'ils ne sont pas conservés au réfrigérateur, il faut absolument leur intégrer un conservateur de synthèse, sinon le produit deviendrait dommageable pour la peau. Écocert autorise certains conservateurs « doux » comme le benzoate de sodium (voir page 46) et le sorbate de potassium (voir page 62), qui permettent de garder les produits à la température ambiante.

SLS

Le SLS, lauryl sulfate de sodium (*sodium lauryl sulfate*) ou laureth sulfate de sodium (*sodium laureth sulfate*) est un composant de certaines cires émulsifiantes utilisées pour fabriquer les crèmes chez soi. Présents dans les détergents, savons, shampooings et dentifrices pour sa fonction moussante, ils sont produits à bon marché. Ils sont irritants, rapidement absorbés par la peau et bio-accumulables. Ils sont aussi responsables de nombreuses allergies de la peau, des yeux et des muqueuses. Dans les produits cosmétiques faits maison, choisir une cire émulsifiante sans SLS et de préférence d'origine végétale comme celle fabriquée avec du stéarate de glycérol (*glyceryl stearate*), un co-émulsifiant naturel dérivé des huiles végétales et accepté dans les produits biologiques. Il ne faut pas confondre le SLS avec le sodium lauryl sulfoacetate, un ingrédient biodégradable qui favorise la formation de mousse et qui est souvent intégré dans les produits biologiques.

Les ingrédients à éviter lors de l'achat de cosmétiques

Il est fortement recommandé de lire les étiquettes des cosmétiques du commerce, tout comme on le fait pour celles des aliments. Si un enfant de troisième année est incapable de lire un ingrédient contenu dans le cosmétique, c'est le signe qu'il faut éviter de l'utiliser. Conseil d'amie : une loupe est utile pour décrypter les ingrédients, souvent nombreux et inscrits en caractères minuscules. Les composants des cosmétiques sont presque toujours, mis à part les produits biologiques, des substances persistantes, bio-accumulables, cancérigènes lorsqu'ils sont isolés ou mélangés à d'autres ingrédients.

L'écoblanchiment

Une nouvelle expression reliée aux fausses représentations écologiques, l'« écoblanchiment » a fait son apparition. Par exemple, les étiquettes de certains produits parfumés laissent croire qu'ils rafraîchissent l'air alors qu'ils la polluent. Les colorants végétaux pour les cheveux sont un autre exemple d'écoblanchiment. Bien que la boîte indique qu'il contient des ingrédients végétaux, le produit ne colore pas les cheveux avec des plantes, mais bien avec les produits chimiques habituels présents dans les colorants pour les cheveux.

Certaines publicités de cosmétiques des grandes marques s'adressent maintenant aux écolos, hommes et femmes. Avec des emballages qui font appel à la bonne conscience des consommateurs, ces « produits verts » arborent des étiquettes en papier recyclé où l'on peut lire les mots « éco », « respect », « vert » ou « naturel ». Le tout accompagné de vocables scientifiques comme « à base de peptides, céramides, rétinaldéhyde » (l'autre nom de la vitamine A). Quelques mots au sujet du contenant en plastique recyclé, et le tour est joué ! Il est ainsi suggéré qu'en achetant le produit les consommateurs sont écologiques. C'est pourquoi il faut toujours être vigilant, et plus particulièrement dans le cas des produits dits « verts » et lire attentivement les étiquettes.

Le terme « vert » ne signifie pas que le produit est exempt de parfum et de parabène. Les ingrédients doivent apparaître par ordre décroissant de concentration, en anglais et en latin selon l'INCI (Nomenclature internationale des ingrédients cosmétiques). La lecture confirmera, le plus souvent, que les ingrédients actifs vantés par la publicité se trouvent en fin de liste et qu'ils représentent, par conséquent, un infime pourcentage du produit dans sa totalité. De même, la mention « sans alcool » figurant sur les emballages se

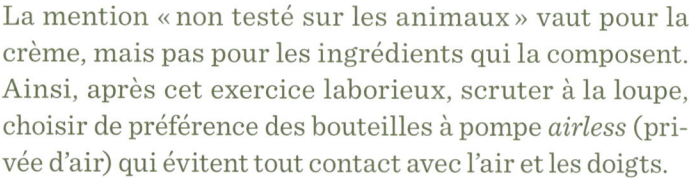

réfère à l'alcool éthylique (éthanol) et non à l'alcool à friction (isopropylique).

La mention « non testé sur les animaux » vaut pour la crème, mais pas pour les ingrédients qui la composent. Ainsi, après cet exercice laborieux, scruter à la loupe, choisir de préférence des bouteilles à pompe *airless* (privée d'air) qui évitent tout contact avec l'air et les doigts.

Plusieurs pays européens pratiquent la cosmétovigilance[16] dans la vente des cosmétiques commercialisés. Ce système élaboré en France « s'exerce sur l'ensemble des produits cosmétiques après leur mise sur le marché. Elle comporte :

» « la déclaration de tous les effets indésirables et le recueil des informations les concernant ;

» l'enregistrement, l'évaluation et l'exploitation des informations relatives à ces effets dans un but de prévention ;

» la réalisation des études et travaux, dans leur totalité, concernant la sécurité dans l'emploi des produits cosmétiques ;

» la réalisation et le suivi d'actions correctives, en cas de nécessité. »

---

16 www.afssaps.fr/Activites/Cosmetovigilance/Cosmetovigilance/(offset)/0

La FDA américaine (Fédération des aliments et des drogues) a instauré un système semblable et le Canada s'inspire des recherches françaises.

L'expression « l'information donne le pouvoir » trouve ici tout son sens.

Près de 10 500 substances chimiques peuvent entrer dans la recette d'un produit de soin.

BHA et BHT

Le BHA ou butylehydroxyanisol et le BHT ou butylhydroxytoluène sont des produits à repérer sinon, décrypter sur les étiquettes afin d'éviter d'acheter des produits cosmétiques qui en contiennent. Ce sont des conservateurs utilisés comme antioxydants dans la fabrication des rouges à lèvres, des produits hydratants et autres cosmétiques. Ils interagissent avec les fonctions hormonales et sont suspectés d'être cancérigènes.

Collagène

La publicité l'appelle « collagène de la jeunesse » et tente de convaincre les acheteurs que c'est une substance « miracle ». Le collagène produit par notre corps est présent dans de nombreux tissus auxquels il confère la souplesse. Cependant, celui qui est ajouté aux cosmétiques est soit un extrait animal dont les molécules sont trop grandes pour pénétrer dans la peau, soit un extrait de déchets de poissons et de crevettes. Il forme alors un film qui peut étouffer la peau, ce qui rend son efficacité thérapeutique douteuse. On le nomme « collagène marin » pour faire naturel. La publicité nous parle maintenant de collagène végétal[17] dérivé de toutes sortes de produits et aux effets encore plus spectaculaires que celui qui est issu de carcasses. Selon le Dr Pierre Ricard, un dermatologue québécois, « la meilleure crème au monde c'est la crème qui fait la job. Elle est agréable, n'a pas d'effet secondaire, ne coûte pas trop cher. La crème que vous avez en ce moment qui répond à cette définition, c'est la meilleure pour vous. » La bonne nouvelle c'est que vous pouvez la fabriquer à la maison.

---

17 www.femininbio.com/beaute/corps/collagene-et-compagnie-attention-aux-fausses-promesses.html

DMAE, TEA et le THPE

Sur l'étiquette des produits contenant du DMAE, du TEA et du THPE : on lira un qualificatif du genre « repulpant » ou « revolumisant ». Il existe des « repulpants » pour les lèvres, le visage et les seins. La publicité indique que le produit « lisse, galbe et éclaire le visage », « réhydrate et regonfle la peau », ou qu'il « raffermit l'ovale du visage », à moins qu'il n'augmente le volume des lèvres sans danger et sans douleur ». Tout un programme ! C'est étonnant, car ces produits miracles semblent posséder les mêmes avantages que l'adoption d'un mode de vie sain, comprenant une alimentation équilibrée et la pratique d'un exercice physique régulier ou de méditation. Ce qui, soit dit en passant, est beaucoup moins onéreux !

Le Dr François Marceau et ses collaborateurs de l'Université Laval ont livré en 2008 le résultat de leurs recherches sur des produits qui composent les crèmes anti-âge, soit le DMAE et des composés chimiques voisins, le TEA, le tétrakis et le THPE[18]. Ils en sont venus à la conclusion que ces produits provoquent un gonflement rapide des vacuoles de cellules cutanées appelées fibroblastes. Les vacuoles s'emplissent de DMAE et d'eau, entraînant un épaississement de la peau qui estompe momentanément les rides. Par la suite, les rides réapparaissent, causant un « ralentissement important de la division cellulaire » et la « mort d'un pourcentage significatif de fibroblastes », selon les chercheurs. Le taux de mortalité aura atteint le quart des cellules étudiées en moins de 24 heures après une application normale de la crème.

En Californie, la loi oblige les fabricants à inscrire des mises en garde sur les étiquettes des cosmétiques contenant des ingrédients pouvant causer le cancer. Le site américain Skin Deep est une base de données évaluant les produits domestiques et cosmétiques. Créée par l'Environmental Working Group, il s'agit d'une source de références essentielle pour mieux connaître les ingrédients de nos cosmétiques.

18 www.aufil.ulaval.ca/articles/secret-une-belle-peau-501.html

L'industrie des cosmétiques « antirides » est une mine d'or pour les fabricants. Face à une population vieillissante, la publicité profite de l'anxiété causée par l'apparition des rides et laisse entendre au consommateur qu'il faut « stopper le vieillissement » en achetant des crèmes à des prix exorbitants. Elle laisse souvent entendre que le prix est garant du résultat. Les consommateurs ne doivent pas être dupes. Les pots de crème antirides ne sont que du rêve !

Comme le dit éloquemment dans une interview au sujet des produits cosmétiques industriels, Sylvie Hampikian[19], une experte en toxicologie, « on peut leur reprocher deux choses : d'abord, cette dérive vers les formules chimiques pour lesquelles l'intérêt de la peau passe en dernier critère, les premiers étant l'onctuosité, le parfum, la couleur, le bas prix des matières premières ».

Par ailleurs, pour avoir une belle peau, bien avant le DMAE, le TEA et le THPE, une nourriture saine avec des aliments complets et biologiques ainsi qu'un apport hydrique quotidien équilibré sont des facteurs importants pour garder un teint en santé et améliorer l'état de la peau en général. L'exercice est un autre facteur à considérer pour améliorer l'éclat du visage, le yoga ou une marche par temps froid qui promet un retour avec des joues rouges et un visage joyeux de la fierté d'avoir bougé.

---

19 http://www.satoriz.fr/les-entretiens/Creez-vos-cosmetiques-bio-!/
article-sat-info-518-5.html

Parabènes

Les parabènes les plus rencontrés sur les étiquettes de produits cosmétiques sont le butylparabène, l'isobutylparabène, le méthylparabène et l'éthylparabène. Ils sont les plus médiatisés parce que présents dans près de 80 % des cosmétiques, toutes catégories confondues. Ils sont utilisés comme conservateurs antibactériens et antifongiques. En général, les baumes à lèvres du commerce contiennent plusieurs parabènes différents afin de prolonger leur conservation sur les tablettes. Le produit cosmétique vendu avec la mention « sans parabène » n'assure pas sa qualité, car il peut être remplacé par pire. Il suffit de se familiariser avec le nom des produits chimiques à éviter, dans ce cas-ci « parabène », et de s'assurer par la suite qu'il ne fait pas partie des ingrédients du cosmétique.

PEG (polyéthylène glycol) et PPG (polypropylène glycol)

Ce sont des composés issus de la pétrochimie. Présents massivement dans les cosmétiques comme base pour les crèmes hydratantes, solvants et épaississants, ils sont potentiellement cancérigènes, persistants, donc non biodégradables. Le polypropylène glycol est aussi présent dans les antigels. Sur une étiquette, on identifiera aisément ces deux substances par leurs abréviations.

Sel d'aluminium

L'aluminium est interdit dans l'alimentation pour cause de toxicité, il devrait l'être également dans les cosmétiques. Le sel d'aluminium est surtout utilisé dans les déodorants. Il empêche la sécrétion naturelle des glandes sudoripares. Ils sont au banc des accusés dans l'apparition du cancer du sein.

Silicone

La silicone est un produit issu de la pétrochimie, un corps gras synthétique peu biodégradable et donc nuisible pour l'environnement. Elle est employée dans une multitude de cosmétiques, notamment dans les produits capillaires, les dentifrices, les rouges à lèvres et les crèmes hydratantes, car elle procure une texture soyeuse et une sensation de confort. Selon Carine Delière[20], « le parfum et les sensations de confort qu'offre une texture sont les deux premiers éléments immédiatement perceptibles par les consommateurs ». La silicone n'est pas autorisée par Écocert.

---

20 *Cle*, août-septembre 2011, p. 133.

nomille romaine (*Chamaemelum nobile*
poudre 50 ml d'eau 25 ml d'infusion de c
uile de tournesol biologique naturelle ou
ile) ¼ de c. à thé d'algue d'agar-agar en p
naine (*Chamaemelum nobile*) 15 ml d'hui
amomille romaine (*Chamaemelum nobi*
poudre 50 ml d'eau 25 ml d'infusion de c

les recettes

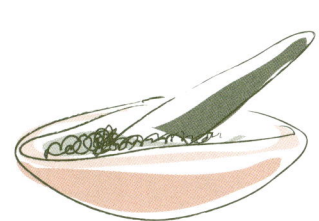

Au menu : cosmétiques et soins

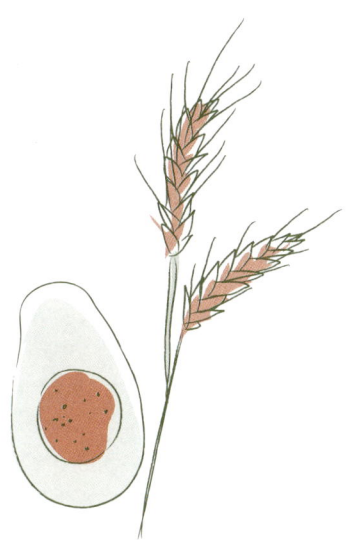

Lotions toniques

Une lotion tonique est une eau fabriquée avec une infusion concentrée de plantes médicinales ou une eau florale, nature ou additionnée de vinaigre de cidre.

La lotion tonique prépare la peau à recevoir la crème hydratante. Elle est appliquée avec les mains ou vaporisée sur le visage.

Les recettes de lotion tonique varient selon les plantes médicinales infusées et s'adaptent aux différents types de peau. Utilisée régulièrement, la lotion tonique soigne, revitalise et maintient une peau en santé.

En ajoutant des feuilles fraîchement cueillies de plantain (*Plantago major*) à une infusion, il en résulte une lotion tonique aux effets astringents. Le plantain est très abondant à l'état sauvage, il prolifère aussi bien sur l'asphalte que dans le potager. Il ne faut pas hésiter à le cueillir. Lorsqu'un plant est arraché, il en repousse deux nouveaux.

Beignets aux fleurs de sureau

Préparer une pâte à crêpe légère et sucrée. Cueillir les inflorescences avec leur pédoncule, les tremper dans la pâte, puis les frire dans une huile bien chaude. À savourer en entrée ou au dessert !

La menthe verte (*Mentha spicata*), le cerfeuil (*Scandix cerefolium*), le persil (*Apium petroselinum*), la sauge officinale (*Salvia officinalis*) et le thym (*Thymus vulgaris*) sont des ingrédients à ajouter aux lotions toniques pour réveiller et illuminer le teint. La camomille romaine (*Chamaemelum nobile*) n'a pas son pareil pour nettoyer les peaux sensibles et adoucir celles qui sont irritées, tandis que la lotion aux fleurs de tilleul (*Tilia cordata*) possède des propriétés calmantes. En infusion, les ligules de calendula officinal (*Calendula officinalis*) donnent une lotion désinfectante et astringente utile pour traiter la peau grasse, alors que les fleurs de sureau (*Sambucus canadensis*) s'occupent de l'éclat des peaux sèches. Il est envisageable de réaliser des lotions toniques personnalisées qui suivent les envies et les humeurs du moment, selon l'imagination et les affinités avec les plantes. Les bonnes idées vont réveiller et révéler la créativité de chacun.

Lotion tonique au romarin

Pour un réveil en fraîcheur, vaporiser la lotion tonique sur le visage avant d'appliquer la crème de jour. Promesse d'une bonne odeur rassurante de romarin toute la journée !

Ingrédients
30 g de romarin officinal (*Rosmarinus officinalis*)
250 ml d'eau
25 ml de vinaigre de cidre biologique, non pasteurisé, 8 %

Hacher le romarin et l'infuser environ 20 minutes dans l'eau chaude. Lorsque l'infusion a refroidi, filtrer et ajouter le vinaigre de cidre qui agira comme agent stabilisateur en augmentant la durée de vie de la lotion tonique. Transvaser dans une bouteille en verre et garder au frais.

Les infusions seules se gardent environ une semaine au frais tandis que celles enrichies de vinaigre de cidre se conservent un an au frais aussi.

Lotions au masculin

Lotion après-rasage à l'eau de rose

Une lotion naturelle et adoucissante, légèrement parfumée, qui laissera la peau fraîche.

Ingrédients
10 gouttes d'HE d'eucalyptus (*Eucalyptus globulus*)
3 gouttes d'HE de romarin officinal (*Rosmarinus officinalis*)
25 ml de vodka
100 ml d'eau d'hamamélis
75 ml d'eau de rose (voir recette page 109)

Verser les huiles essentielles dans la vodka et bien brasser. Ajouter les eaux florales et conserver dans une bouteille munie d'un vaporisateur. Laisser macérer une semaine avant utilisation.

Lotion après-rasage épicée

La camomille est apaisante et astringente. Cette lotion après-rasage est agréablement épicée.

Ingrédients

4 g de fleurs de camomille fraîches (*Chamaemelum nobile*)
125 ml d'eau
100 ml d'eau d'hamamélis
8 gouttes d'HE de menthe poivrée (*Mentha piperita*)
8 gouttes d'HE d'écorce de cannelle (*Cinnamomum verum*)
15 ml de glycérine

Préparer une infusion de camomille avec les fleurs fraîches et laisser infuser environ 20 minutes.

Mélanger les huiles essentielles à la glycérine.

Ajouter lentement l'infusion de camomille et l'eau d'hamamélis au mélange d'huiles essentielles et brasser.

Verser dans une bouteille teintée munie d'un petit goulot. Afin de bien disperser les huiles essentielles, agiter avant usage.

Lotion après-rasage florale

Ingrédients

100 ml d'eau de fleur d'oranger
100 ml d'eau d'hamamélis
30 ml de vodka
3 gouttes d'HE de lavande officinale (*Lavandula angustifolia*)
2 gouttes d'HE de géranium rosat (*Pelargonium roseum*)
1 goutte d'HE d'eucalyptus (*Eucalyptus globulus*)

Verser les huiles essentielles dans la vodka et bien mélanger. Ajouter les eaux florales puis brasser.

Conserver à la noirceur une semaine et bien remuer avant chaque usage.

Il est aisé de fabriquer soi-même l'eau de fleur d'oranger qui, comme toute eau florale, est coûteuse. Les fleurs d'oranger *(Citrus aurantium)* séchées se vendent chez les herboristes ou dans les épiceries d'aliments naturels. Il suffit de préparer une infusion avec 125 ml d'eau et 15 ml de fleurs d'oranger. Verser l'eau froide sur les fleurs et chauffer jusqu'au frémissement, avant ébullition. Laisser infuser 20 minutes. Lorsque l'eau d'oranger a refroidi, verser dans une bouteille et conserver au réfrigérateur afin qu'elle soit toujours fraîche. Pour prolonger son temps de conservation jusqu'à un an, ajouter 15 ml de vodka.

Pommades

Une pommade est le résultat d'une macération de plantes médicinales, pendant une nuit entière, dans un corps gras qui a frémi à feu doux. Les plantes choisies pour sa préparation lui confèrent des vertus curatives.

La pommade ne contient pas de liquide. Le corps gras ou l'excipient des recettes de pommades proposées est le saindoux, puisqu'il est aisé de le fabriquer à la maison ou de l'acheter dans le commerce. Il constitue en plus l'un des meilleurs excipients. Une étude suisse a démontré qu'il permettait d'extraire très efficacement les propriétés actives des plantes. Selon Barbara et Peter Theiss[1], pharmaciens et herboristes allemands : « Le saindoux est une excellente base de pommade parce qu'en raison de sa grande similitude avec la graisse cutanée humaine, il pénètre très bien dans la peau et transporte dans les couches très profondes les substances actives. »

Pommade de calendula officinal ou souci de jardin

Les recettes voyagent à travers les âges. Du Moyen Âge jusqu'à aujourd'hui, la pommade de calendula avec ses nombreuses vertus soignantes, demeure un produit indispensable des pharmacies « vertes ».

Ingrédients

15 g de fleurs de calendula officinal
    (*Calendula officinalis* var. Calypso)
75 g de saindoux

Sur une planche de bois, hacher les fleurs de calendula. Faire fondre le saindoux à feu doux et y ajouter les fleurs de calendula. Laisser frémir quelques minutes en remuant avec une cuillère de bois. Retirer du feu et laisser macérer à couvert toute une nuit.

---

[1]   Theiss, B., et P. Theiss, *Le Bien-être de la famille par les plantes*. Monaco, Éditions du Rocher, 1990.

Le lendemain, réchauffer à feu doux afin de permettre la filtration de la pommade à travers une étamine.

Conserver la pommade dans un pot de 100 ml stérilisé et étiqueté. Elle sera d'une belle couleur orangée en raison de la haute teneur en caroténoïdes du calendula.

La pommade de calendula est reconnue pour son action anti-inflammatoire, antifongique et antiseptique. Elle peut aussi bien être utilisée pour l'humain que pour les animaux.

Les pots seront au préalable stérilisés soit dans de l'eau bouillante 5 minutes, soit au four à 200 °F pendant 20 minutes. Il est aussi possible de les enduire d'alcool à friction ou d'un mélange de 5 gouttes d'huile essentielle de tea tree (Melaleuca alternifolia) *diluées dans l'alcool pour 4 litres d'eau chaude.*

Afin d'éviter de contaminer la crème avec les doigts, il est préférable de prélever la pommade avec un ustensile propre, de préférence nettoyé avec de l'alcool à friction avant chaque usage.

La même technique de fabrication de la pommade s'applique à toutes les plantes ayant des vertus particulières pour les soins de la peau. Il est possible d'appliquer les pommades comme crème de jour et comme soins traitants en hiver. Elles sont très simples à préparer et s'avèrent tellement pratiques ! Les pommades se conservent au réfrigérateur jusqu'aux prochaines récoltes.

Pommade délicate pour le contour des yeux

Un secret de beauté puisé dans le jardin, un cosmétique d'une grande simplicité !

Ingrédients

30 g d'huile macérée au romarin officinal (*Rosmarinus officinalis*), selon le processus à chaud (voir recette, page 30)
15 g d'huile de bourrache officinale (*Borago officinalis*) biologique
15 g de beurre de cacao

Ingrédients facultatifs

$^1/_8$ c. à thé de vitamine E

2 gouttes d'HE de romarin officinal à camphre (*Rosmarinus officinalis camphra*)

5 gouttes de teinture de benjoin

Chauffer l'huile au romarin, l'huile de bourrache et le beurre de cacao à feu très doux jusqu'à ce que le beurre de cacao ait fondu. Bien brasser et, lorsque le mélange a refroidi, ajouter, si désiré, les ingrédients facultatifs. Verser dans les pots stérilisés et laisser prendre au froid.

La pommade se conserve au frais. Pour la garder à la température de la pièce, il suffit de lui ajouter de la teinture de benjoin qui possède des effets antioxydants et prévient ainsi le rancissement des gras.

Il faut éviter que les huiles fument lors de la fabrication d'un produit cosmétique. En effet, les huiles possèdent un point de fumée qui correspond au seuil critique de la température de chauffage d'une huile avant qu'elle ne se dénature. Il est important de respecter cette limite afin de conserver leurs délicates propriétés.

Pommades à lèvres

Les produits commerciaux pour hydrater et colorer les lèvres contiennent généralement des cires et des huiles issues de la pétrochimie telles que la silicone, la paraffine et les huiles minérales, non sans danger pour la santé. La substance susceptible d'être absorbée par les lèvres est le phénol, un ingrédient toxique courant dans les baumes à lèvres, qui pénètre dans la peau.

Un baume à lèvres du commerce peut contenir jusqu'à 48 ingrédients dont des parabènes et du lauryl éther sulfate de sodium.

Le rouge à lèvres est le cosmétique contenant le plus grand nombre de pigments synthétiques dont plusieurs sont susceptibles de provoquer des allergies. Les produits utilisés par les compagnies de cosmétiques pour gonfler les lèvres, les « repulper » ou les « revolumiser », selon les termes usuels, donneront satisfaction sur l'heure, mais feront rider précocement les contours des lèvres dès lors qu'elles dégonfleront, emportant avec elles des fibroblastes, substance responsable de la formation des fibres de collagène.

Les parfums ou fragrances ajoutés sont souvent des produits cancérigènes et les pigments de synthèse peuvent contenir des métaux lourds comme le plomb, dont la toxicité n'est plus à démontrer.

Pour déceler rapidement la présence de plomb dans le rouge à lèvres, il suffit d'étendre un peu de rouge à lèvres sur la main et, avec une bague en or, de gratter le rouge. Si le rouge noircit, il y a du plomb !

Le site Environmental Working Group[2] est une mine de renseignements sur la composition des produits cosmétiques du marché. Selon cette organisation, environ 89 % des produits utilisés pour fabriquer les cosmétiques n'ont pas été étudiés.

Lynda Brown[3], une journaliste qui fait autorité dans le domaine écologique et biologique, écrit : « D'après la présidente d'une société spécialisée dans les produits de beauté naturels, les femmes absorberaient chaque année par la peau jusqu'à 2 kg de produits chimiques. »

Le meilleur moyen de contourner les produits potentiellement dangereux est de choisir les ingrédients et de fabriquer ses propres produits pour le soin et la beauté des lèvres. Les ingrédients proposés sont relativement faciles à se procurer. En créant des produits pour les lèvres, il est possible d'en varier les textures, les couleurs et leurs propriétés. Voici des recettes de base faciles à exploiter et à modifier à volonté.

Pour obtenir une protection solaire, remplacer l'huile de noix de coco par du beurre de karité et l'huile de tournesol par un mélange d'huile de jojoba et de sésame.

---

[2]   Site Internet : http://www.ewg.org/
[3]   Brown, Lynda, *La Vie en bio*, Paris, Hachette, 2001, p. 135.

Pommade à lèvres – recette de base

Une pommade qui marie simplicité et douceur. Elle soigne les lèvres gercées, procure une protection contre les intempéries et possède une bonne tenue. C'est dire que de bons ingrédients font de bons produits ! La recette permet, tout en expérimentant une petite quantité, de remplir quatre tubes à lèvres de 7 ml. La pommade à lèvres de base appliquée sur un début de feu sauvage l'empêchera de proliférer.

Ingrédients

4 g d'une belle cire d'abeille jaune
5 g d'huile de noix de coco biologique
3 g de beurre de cacao
8 g d'huile de tournesol biologique

Ingrédient facultatif

Pour réussir une légère teinte de rouge, ajouter aux gras $^1/_8$ c. à thé de pigment d'oxyde de fer rouge et bien mélanger.

Dans un petit contenant en inox muni d'un bec verseur, chauffer la cire d'abeille, l'huile de noix de coco, le beurre de cacao et l'huile de tournesol à feu doux.

Lorsque les ingrédients ont fondu, verser la préparation dans des tubes à lèvres ou des petits pots de plastique ou de métal, préalablement stérilisés avec un jet d'alcool à friction.

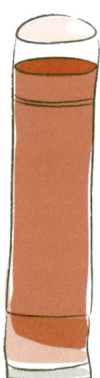

Laisser refroidir la préparation avant de fermer chaque contenant.

La recette peut être doublée, voire triplée ou quadruplée en observant les proportions. L'huile de tournesol peut être remplacée par une huile de germe de blé ou toute autre huile végétale de bonne qualité.

Pour remplir aisément une dizaine de tubes, les regrouper avec un élastique afin de les tenir en place. Pour faciliter grandement le remplissage de nombreux tubes à lèvres, utiliser un support pouvant recevoir une cinquantaine de tubes. Insérer les tubes dans le support et verser la préparation. Ainsi les tubes restent propres et sont prêts à être étiquetés.

Il est possible de préparer des pommades à lèvres pour l'année, en les conservant au frais, au réfrigérateur ou au congélateur. Cette pommade à lèvres résiste à toutes les températures, hiver comme été. Elle se conserve de 3 à 6 mois à température ambiante. Elle est 100 % comestible, 100 % compostable et 100 % biodégradable !

Gloss

Le *gloss* est un produit cosmétique apparu dans les années 1970. Il donne un effet de brillance aux lèvres. Il peut être coloré ou transparent et ainsi s'ajouter par-dessus le rouge à lèvres. Il peut aussi posséder un effet de protection solaire avec un soupçon de dioxyde de titanium.

Il est possible de vérifier que l'ingrédient ajouté convient à vos attentes. Pour obtenir la fiche signalétique du produit, rechercher sur Internet le nom du produit suivi de « msds » (material safety data sheets) *ou « simdut » (système d'information sur les matières dangereuses utilisées au travail) pour de l'information en français.*

Gloss

Le *gloss* contient des ingrédients riches qui s'appliqueront aisément et donneront de la brillance aux lèvres tout en étant transparent. Le *gloss* est une création cosmétique récente devenue rapidement indispensable !

Ingrédients

10 g d'huile de jojoba
7 g de beurre de cacao
5 g d'huile de noix de coco biologique
5 g de cire d'abeille
15 ml de gel d'aloès biologique

Dans un petit récipient en inox, faire fondre l'huile de jojoba, le beurre de cacao, l'huile de noix de coco et la cire d'abeille à feu doux. Retirer du feu puis ajouter le gel d'aloès en mélangeant bien.

Il est très avantageux d'avoir un plant d'aloès à la maison.

Si le gloss ou le rouge à lèvres est appliqué avec un pinceau, celui-ci doit être nettoyé régulièrement pour tuer les bactéries. À cet effet, mélanger une portion de vinaigre à deux portions d'eau et laisser baigner le pinceau. Rincer à l'eau chaude et suspendre le pinceau, la tête vers le bas.

Gloss coloré au mica

Enfin le plaisir d'un *gloss* fait maison qui se prête à toutes les fantaisies colorées !

Ingrédients

12 g de beurre de cacao

8 g de cire d'abeille

8 g d'huile de noix de coco biologique

20 g d'huile de jojoba

10 g de glycérine végétale

2,5 ml de mica satin rouge

2,5 ml de mica perle blanc

Mélanger tous les ingrédients dans une petite casserole en inox et faire fondre à feu doux en brassant vigoureusement afin de bien diluer les couleurs dans les gras. Conserver dans des pots stérilisés de 7 ml ou dans des tubes à lèvres.

 Pour un *gloss* rosé, remplacer le mica satin rouge par le mica rouge carmin.

Gloss rose tendre

Un *gloss* biologique réalisé avec des ingrédients de qualité supérieure !

Ingrédients

10 g de cire d'abeille
30 ml d'huile de tournesol bio
5 ml de jus de betterave biologique (1 à 10 %)

Ingrédient facultatif

1 à 2 gouttes d'HE de citron (*Citrus limonum*)

* Pour sa douceur acidulée et son parfum frais ou toute autre huile essentielle délicate.

Dans un petit récipient en inox pourvu d'un bec verseur, faire fondre la cire d'abeille dans l'huile de tournesol à feu très doux. Intégrer le jus de betterave, plus ou moins 5 ml selon la teinte désirée, et bien mélanger. Laisser refroidir et ajouter l'huile essentielle. Verser dans de petits pots ou des tubes à lèvres stérilisés.

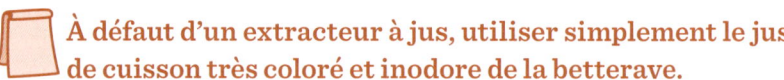 **À défaut d'un extracteur à jus, utiliser simplement le jus de cuisson très coloré et inodore de la betterave.**

Il se conserve 6 mois à température ambiante.

Rouges à lèvres

Le rouge à lèvres est un produit cosmétique fabriqué avec des corps gras et des colorants. La plupart des rouges à lèvres actuellement sur le marché contiennent une protection solaire. Inventé par l'Américaine Eleanor Kairalla, il célèbre ses 70 ans en 2011.

En fabriquant un rouge à lèvres maison, faites rimer écologie avec cosmétologie, avec l'assurance d'une belle harmonie !

Rouges à lèvres – recette de base

Le rouge à lèvres obtenu est, bien sûr, un peu différent des grandes marques du commerce, mais c'est un produit sans conservateur, ni parfum, ni colorant de synthèse ou dérivé de la pétrochimie, et il est testé uniquement sur des amies volontaires.

Ingrédients de base, phase 1

25 ml d'huile de jojoba
3 g de cire d'abeille
2 g de cire de carnauba
1 g de beurre de cacao
1,25 ml de glycérine végétale

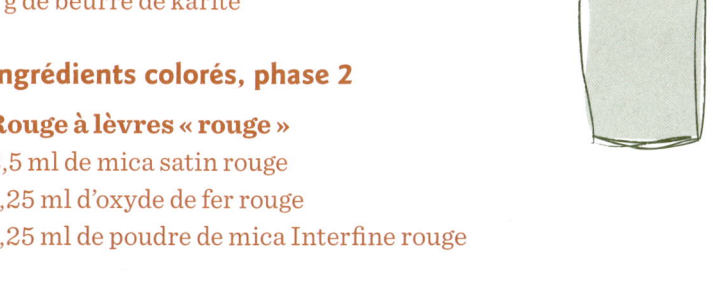

Ingrédient facultatif

1 g de beurre de karité

Ingrédients colorés, phase 2

Rouge à lèvres « rouge »
2,5 ml de mica satin rouge
1,25 ml d'oxyde de fer rouge
1,25 ml de poudre de mica Interfine rouge

* Le mica Interfine est une poudre blanche riche en tons de rouge. La lumière fera ressortir les pigments rouges contenus dans la poudre.

Rouge à lèvres « rose clair »

2,50 ml de mica rouge carmin

1,25 ml de mica perle blanche

Rouge à lèvres « rose »

2,50 ml de mica rouge carmin

1,25 ml de mica Interfine rouge

$^1/_8$ c. à thé de pigment d'oxyde de fer de Sienne (*fine pearl*)

Rouge à lèvres « rouge clair »

2,50 ml de mica rouge carmin

1,25 ml de mica rouge satin

1,25 ml de mica

Rouge à lèvres « brun rosé »

2,50 ml de mica perle blanche

2,50 ml de mica rouge carmin

1,25 ml de mica rouge satin

1,25 ml de pigment oxyde brun médium

Phase 1

Faire fondre les cires, le beurre de cacao et le beurre de karité à feu doux dans un petit récipient en inox muni d'un bec verseur. Verser l'huile de jojoba avec la glycérine et chauffer quelques secondes de plus.

Phase 2

Ajouter les ingrédients colorés choisis aux gras tout en brassant bien afin d'uniformiser la couleur.

Couler dans les tubes de rouge à lèvres et laisser refroidir.

Ce rouge tient bien sur les lèvres. Il peut se décliner dans les teintes de rose ou d'orange. Étant une formulation sans eau, le produit n'a besoin d'aucun conservateur.

Les recettes donnent environ 4 tubes de rouge à lèvres de 7 ml. Conserver au frais ceux qui sont destinés à une utilisation ultérieure, sinon il aura une durée de vie de 6 mois à température ambiante.

Cérats

« Les plantes sont vraiment bienfaisantes parce qu'elles ont été vivantes et le demeurent par leurs principes immédiats. Ces principes sont seuls capables d'être assimilés par les cellules de l'individu. »

(**Abbé A. A**, *L'Herboriste chez soi*)

Le cérat est un ingénieux mélange d'huile macérée avec des plantes cueillies dans la nature en saison et de la cire d'abeille. Un minimum d'ingrédients, qui, choisis parmi les meilleurs, créent un produit naturel et efficace .

Cérat à la rose

Le cérat à la rose utilisé au temps de l'Égypte ancienne est de nouveau au goût du jour. Il est souverain pour soigner les lèvres, les mains et les gerçures provoquées par le froid.

Ingrédients
4 g de cire d'abeille
40 g d'huile macérée à la rose

Ingrédients facultatifs
2 g ou 2,50 ml de beurre de karité
$1/4$ c. à thé de miel rosat (voir recette page 108)
3 gouttes de teinture de benjoin
3 gouttes d'HE de bois de rose (*Aniba rosaeodora*)

Faire fondre à feu doux la cire d'abeille avec l'huile macérée à la rose puis incorporer le beurre de karité et le miel macéré à la rose. Lorsque le mélange a refroidi, intégrer la teinture de benjoin et l'huile essentielle.

Il faut près d'une tonne de roses pour distiller 100 g d'huile essentielle de rose, ce qui explique sa rareté et son coût élevé.

Miel macéré

Le miel nature acquiert un goût et des vertus supplémentaires grâce à une macération lente et à feu doux de plantes médicinales. Il devient un composant haut de gamme d'une pommade antiseptique, d'une crème hydratante ou d'un masque dépuratif.

Le miel macéré est délicieux préparé avec des fleurs de lavande ou encore des feuilles de menthe poivrée fraîches. Avec 250 ml de miel, faire macérer 15 ml de feuilles de menthe.

Miel rosat

Le miel rosat, un classique, s'adresse à tous les sens. Décoré de précieux pétales de roses, il est beau, il sent bon, il est délicieux et il est un allié pour la peau.

Ingrédients

125 ml de miel

10 g de roses médicinales ou 2 belles roses

Dans une petite casserole en inox, effeuiller les pétales des roses, verser le miel liquide et chauffer à feu doux une quinzaine de minutes, soit le temps d'une macération. Éviter de faire bouillir.

Lorsque le miel macéré a refroidi, filtrer à travers une étamine, puis couler dans des pots stérilisés.

Ajoutez quelques pétales de roses dans les pots pour décorer. Le miel macéré se conserve un an à la température ambiante.

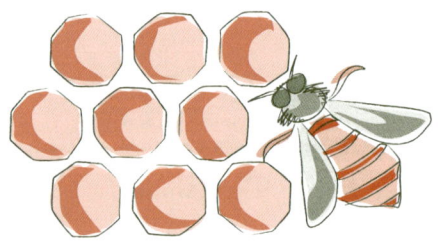

Pour la préparation des cosmétiques, choisissez des pétales de roses médicinales, comme la Rosa Mundi *aussi nommée* Rosa gallica versicolor, *la* Rosa gallica officinalis *dite rose de Provins ou l'Apothicaire, la Gertrude Jekill, la rose de Resht, la Madame Hardy ou la Maiden's Blush rose. Le grainetier ontarien Richter est un fournisseur de rosiers médicinaux.*

Toujours choisir des roses non traitées. Ne jamais utiliser les roses vendues chez le fleuriste, puisqu'elles sont traitées avec des pesticides.

Eau de rose pour usage cosmétique

L'eau de rose cosmétique sert à élaborer des crèmes et des lotions pour le visage qu'elle adoucit et rafraîchit.

Ingrédients

50 g de pétales de roses médicinales
1 litre d'eau

Ingrédient facultatif

200 ml de vinaigre de cidre non pasteurisé biologique ou d'alcool
de grain.

Retirer les pétales des roses cueillies tôt le matin, soit après l'évaporation de la rosée. Verser l'eau sur les pétales, chauffer sans bouillir et laisser macérer dans l'eau environ 4 heures. Passer à travers une étamine et stabiliser la préparation avec 10 % d'alcool de grain ou du vinaigre de cidre biologique à 8 %.

Il est possible d'infuser plusieurs fois l'eau de rose filtrée afin d'obtenir une eau bien parfumée.

Embouteiller dans des flacons stérilisés et étiquetés.

Ainsi stabilisée, l'eau de rose se conserve un an au frais sans perdre ses vertus, sinon elle garde ses propriétés au frais, de 3 à 6 mois.

Recette proposée par Capucine Chartrand,
herboriste-thérapeute accréditée

Dentifrice

Le dentifrice naturel est très efficace. L'argile blanche est utilisée comme base, alors que le sel, la sauge, le bicarbonate de soude sont des éléments qui aident à déloger les saletés et qui possèdent une action antibactérienne visant à prévenir la carie dentaire ou le tartre. La teinture mère de myrrhe vient renforcer cet effet. Elle est conseillée pour les personnes qui ont des maux de dents et des affections des gencives. La menthe poivrée rafraîchit l'haleine et aide à la conservation du produit. L'eau et la glycérine végétale donnent la texture pâteuse. Toujours prélever le dentifrice avec une petite spatule ou le conserver dans un tube de 30 ml.

Dentifrice naturel

Ingrédients

3 c. à table d'argile blanche surfine
1 pincée de sel de mer
1 c. à thé de bicarbonate de soude
1 c. à thé de poudre de sauge
2 c. à table de glycérine végétale
2 gouttes d'HE de menthe poivrée

Ingrédients facultatifs

2 gouttes de teinture-mère de myrrhe
Un peu d'eau, selon la consistance désirée

Mélanger tous les ingrédients et conserver dans un pot fermé hermétiquement. La quantité de dentifrice est suffisante pour environ un mois de brossage

Recette proposée par Capucine Chartrand,
herboriste, Québec

Exfoliants

L'exfoliant est élaboré à partir d'ingrédients abrasifs tels que le sucre, le sel de mer, les flocons de céréales, des écorces d'agrume séchées et finement moulues ou des amandes finement moulues, combinés à de l'huile. Choisir dans le garde-manger ce qui peut être moulu finement et exfolier la peau en douceur.

L'exfoliation, pratiquée régulièrement, accélère la régénération des cellules de l'épiderme en éliminant les cellules mortes, processus important à tous les âges de la vie, mais surtout à la ménopause, moment où la peau s'amincit.

Pour exfolier le visage, favoriser une texture fine. C'est simple, naturel et facile d'emploi.

Exfoliant au sucre

Ingrédients
200 g de sucre turbinado
100 g d'huile de tournesol
20 g d'argile blanche

Ingrédient facultatif
2 gouttes d'HE de romarin officinal à camphre (*Rosmarinus officinalis camphora*)

Mélanger les ingrédients et les conserver dans un pot en verre.

Pour embellir l'exfoliant, inclure des fleurs moulues comme des pétales de roses séchés ou des fleurs de lavande. Pour une consistance plus liquide, utile pour exfolier le corps, augmenter la quantité d'huile.

Pour obtenir un exfoliant vert, remplacer l'huile de tournesol par de l'huile d'olive et l'argile blanche par de l'argile verte. Laisser les feuilles de menthe moulues finement compléter le camaïeu et imposer leur charme végétal. L'argile rose embellira un exfoliant aux pétales de roses rouges et à l'huile d'amande douce. Des pelures d'oranges, séchées et moulues finement, du sel de mer fin, un soupçon de miel et de l'huile de canola, voilà les ingrédients d'un exfoliant orange.

Exfoliant au sel

Ingrédients
15 g d'argile verte
100 g de sel de mer
25 g de sel d'Epsom
10 g de beurre de karité fondu
Huile d'olive jusqu'à consistance désirée

Mélanger l'argile verte avec les sels puis ajouter le beurre de karité fondu et l'huile d'olive.

Conserver l'exfoliant dans un pot de verre et agrémenter d'une petite pelle en bois.

Il est possible de modifier la recette en ajoutant des feuilles de thym (*Thymus vulgaris*) séchées et moulues finement ou encore des feuilles de verveine citronnelle (*Aloysia triphylla*), toutes très odorantes.

Expérimenter également d'autres matières moulues et textures exfoliantes plus ou moins légères comme des flocons d'avoine et des graines de tournesol. Les grains de café délicatement moulus améliorent la circulation sanguine alors que les amandes moulues sont le nec plus ultra des ingrédients exfoliants.

Gel désinfectant

Gel désinfectant sans alcool pour les mains

Le gel laisse une agréable odeur parfumée sur les mains tout en les désinfectant, particulièrement grâce à l'huile essentielle de *tea tree*, un antibactérien à large spectre et un antiviral puissant. Ce gel n'est pas comestible.

Ingrédients

6 c. à table de gel d'aloe vera biologique

2 c. à thé de glycérine végétale

5 gouttes d'HE de *tea tree* biologique (*Melaleuca alternifolia*)

12 gouttes d'HE de palmarosa biologique *(Cymbopogon martinii)*

12 gouttes d'HE de lavandin super biologique (*Lavandula burnatii super*)

Bien mélanger tous les ingrédients à la température ambiante sans les chauffer. Verser dans des flacons de 100 ml munis d'une pompe.

Le produit se conserve à la température ambiante.

Recette proposée par Marie-Noëlle Gagnon,
La Fée d'or, herboristerie traditionnelle

Crèmes

Une crème est l'émulsion d'une phase aqueuse avec une phase huileuse.

L'émulsion est le mélange de deux substances liquides qui normalement ne se mélangent pas : la phase aqueuse se compose d'eau et d'ingrédients solubles dans l'eau, tandis que la phase huileuse se compose de gras d'origine animale ou végétale. Les deux phases sont unies par un émulsifiant qui donne une onctuosité au produit. Cette base émulsifiée se nomme excipient.

L'excipient (du latin *excipere* : « recevoir », « recueillir ») est une substance à laquelle est incorporé – et donc qui reçoit ou recueille – un principe actif pour lui servir de support ou de véhicule. Un excipient de bonne qualité donnera une crème de bonne qualité. C'est dans l'excipient que l'on incorpore la phase active ou troisième volet de la préparation, qui comprend les agents de conservation et les ingrédients actifs.

Pour bien comprendre l'avantage de fabriquer soi-même sa propre crème hydratante, une simple comparaison avec celle du commerce est suffisante, bien que les crèmes certifiées biologiques se démarquent par la qualité supérieure de leurs ingrédients.

Dans les produits commercialisés, l'excipient représente entre 80 et 90 % de la composition de la crème et il est souvent issu du raffinage des produits dérivés du pétrole, lesquels n'apportent aucune propriété à la crème. Les principes actifs, qui donnent ses vertus à la crème, celles vantées par le marketing des cosmétiques, représentent au maximum 1 % du produit. Enfin, des adjuvants sont ajoutés. Ce sont des conservateurs de synthèse et des additifs comme la couleur et le parfum.

Dans la crème maison, qu'il est possible d'élaborer en cinq minutes, l'excipient est une huile végétale biologique, une substance active avec ses acides gras et ses vitamines, lesquelles confèrent à la crème des propriétés soignantes. Comme dans toute crème, les principes actifs se trouvent dans l'excipient, dans les huiles qui la composent et dans les ingrédients végétaux, qui travaillent tous en synergie.

Le mythe de la crème antirides

Il n'existe pas de crème antirides ou anti-âge. Il n'y a pas de remèdes miracles pour conserver la jeunesse éternelle quoiqu'une bonne hygiène de vie soit déjà un bon début ! Le soleil, le stress et la génétique sont les causes premières des rides. Une crème naturelle pénètre la peau pour la soigner et la protéger contre les agressions extérieures comme le froid, la pollution et les rayons du soleil.

La journaliste allemande Rita Stiens décrit l'angoisse du vieillissement créée par le marketing : « En faisant régulièrement passer le message qu'à partir de 25 ans la peau commence lentement à décliner, on réussit même à contaminer les jeunes femmes par le virus " angoisse du vieillissement ". Les jeunes femmes de 25 ans sont belles et sans rides. » Et même si quelques rides apparaissent avec l'âge, quelle importance cela a-t-il ? La beauté n'est-elle pas d'abord le reflet de la vie intérieure ?

Dans la concoction d'une crème maison, il convient de privilégier des ingrédients de bonne qualité, frais et biologiques, tels que les huiles pressées à froid, les beurres végétaux, les gras et les cires végétales, les infusions de plantes fraîches, les huiles essentielles de qualité supérieure et les argiles locales. Le choix judicieux d'ingrédients de qualité supérieure et frais pour la fabrication des produits cosmétiques se reflétera dans le produit final.

Phase huileuse

Dans la phase huileuse, l'ingrédient de base proposé pour fabriquer la crème hydratante pour le corps ou le visage est l'huile de tournesol biologique pressée à froid. Elle assouplit et adoucit la peau et possède plusieurs propriétés bénéfiques communes avec l'huile d'olive, tout en ayant une odeur plus délicate.

À la différence d'une crème pour le corps, une crème pour le visage comprend des huiles fines en petites quantités, comme les huiles de bourrache et d'avocat et, facultativement, des huiles macérées. Les huiles fines sont ainsi nommées, parce que leur extraction est plus laborieuse. Elles sont extraites par première pression à froid, sans raffinage, et sont donc coûteuses. Toutes ces huiles, si elles sont bien extraites, possèdent un taux de vitamine E normal favorisant leur conservation.

Phase aqueuse

La quantité de liquide de la phase aqueuse représente 60 à 80 % de l'excipient selon l'émulsifiant utilisé. L'eau, les tisanes de plantes fraîches ou séchées, le thé vert biologique, l'eau de rose (voir recette page 109), les jus de plantes (comme le calendula), de petits fruits de saison (comme les fraises) ou de légumes aussi de saison (comme le concombre) sont quelques exemples d'ingrédients liquides pouvant entrer dans la phase aqueuse. Le temps de conservation des crèmes contenant du jus est court, environ un mois au frais.

Le lait de chèvre et le lait d'ânesse font aussi d'excellents liquides pour élaborer des crèmes.

Pourquoi ne pas faire un mélange d'eau, de lait de chèvre et de gel d'aloès ? Il faut expérimenter et continuer à créer des recettes qui aideront la peau à se protéger des intempéries et des autres agresseurs.

Émulsifiants

Dans la fabrication des crèmes et des laits corporels, les émulsifiants unissent l'eau à l'huile grâce à la présence de molécules formées d'une partie hydrophile (soluble dans l'eau) et d'une partie hydrophobe (soluble dans l'huile).

Les émulsifiants naturels ou synthétiques donneront une texture et une couleur particulières au produit final. Dans le laboratoire « maison », voici ceux qui sont plus facilement accessibles dans le commerce.

La cire d'abeille et l'algue agar-agar sont des émulsifiants naturels. La cire d'abeille naturelle donne une crème riche et de couleur jaunâtre. La crème contient plus de gras pour une moindre quantité de liquide et dégage une bonne odeur de miel. Cette crème protège bien la peau contre les intempéries. L'algue agar-agar, vendue dans les épiceries d'aliments naturels, produit une crème transparente et particulièrement hydratante puisque l'eau en est le principal composant.

La cire émulsifiante, ou émulsifiant végétal de synthèse, produit une émulsion blanche, légère et très stable. De même, l'acide stéarique, un co-émulsifiant (autrement dit, un produit qui ne s'emploie pas seul) peut être ajouté à la cire émulsifiante pour varier la texture, pour donner une consistance plus épaisse tout en améliorant la stabilité au produit.

Les Canadiens dépensent plus de 5 milliards de dollars par année pour des cosmétiques, et la plupart s'en servent régulièrement.

Phase active

Les ingrédients « actifs » donnent des propriétés cosmétiques supplémentaires aux crèmes. Ce sont, entre autres, la soie liquide ou en poudre, l'allantoïne végétale (tirée de la racine de consoude), le gel d'aloès, les huiles essentielles, les beurres végétaux et les huiles fines, les eaux florales et la vitamine E.

La crème pour le visage procurera un surplus d'hydratation à la peau si on lui ajoute du beurre de karité ou du beurre de mangue, deux ingrédients disponibles dans le commerce. La crème émolliente contiendra du beurre de cacao. On choisit une recette simple de crème à partir d'un modèle proposé et on modifie à volonté, selon les besoins de la peau.

Les conservateurs sont des substances de synthèse qui lutteront efficacement de quelques mois à quelques années contre les germes, les champignons, les levures, les moisissures et les bactéries. Ces produits chimiques sont fabriqués en laboratoire. Ils sont utilisés pour garder le produit cosmétique à la température ambiante.

Comme des conservateurs puissants sont utilisés tant dans le monde des cosmétiques que dans celui de l'alimentation, des pesticides dans la culture des fruits et des légumes, des sulfites et autres substances du même genre, déguster une crème de jour contenant un léger conservateur de synthèse ne présente pas de risque. Les conservateurs utilisés dans les cosmétiques fabriqués artisanalement sont moins agressifs que ceux du commerce.

Pour obtenir une crème à 100 % biologique, il est tout à fait possible de ne pas ajouter de produits de conservation, il faudra alors la garder au réfrigérateur. C'est là que la liberté de choisir les ingrédients s'exerce. Il s'agit de savoir ce qu'on veut et de composer sa crème selon ses besoins.

La salle de bain est un endroit à éviter pour ranger les produits cosmétiques. En effet, son haut taux d'humidité favorise la prolifération des bactéries.

Trois conservateurs de synthèse sont intégrés dans les recettes proposées : le sorbate de potassium et le benzoate de sodium, tous deux acceptés dans les préparations biologiques, conservent les crèmes de neuf mois à un an tandis que le germall liquide agira de deux à trois ans. Ils sont tous vendus chez les fournisseurs locaux de produits pour fabriquer des cosmétiques.

Ecocert, un organisme indépendant de contrôle et de certification biologique et écologique, certifie les ingrédients et le produit final. Celui-ci doit contenir au moins 95 % d'ingrédients d'origine naturelle, 95 % d'origine végétale et 10 % d'ingrédients biologiques. Certains ingrédients de synthèse sont permis.

Un produit biologique doit contenir au moins 95 % d'ingrédients d'origine naturelle, 10 % issus de l'agriculture biologique et 5 % issus de substances de synthèse, essentiellement des conservateurs.

Un produit écologique doit contenir 50 % d'ingrédients végétaux issus de l'agriculture biologique et 5 % du total des ingrédients doivent être issus de l'agriculture biologique.

Les appellations « écologique », « biologique », « naturel » et « végétal » ne sont pas réglementées et ne garantissent pas la composition d'un produit à moins qu'il ne soit certifié par un organisme reconnu comme Ecocert ou Québec Vrai.

Depuis 2009, un label indépendant et privé, Cosmos, abréviation de *COSMetic Organic Standard*, a été créé pour certifier les cosmétiques biologiques. Ses exigences sont plus strictes : 20 % des ingrédients doivent être issus de l'agriculture biologique (eau, sels et minéraux non compris, puisqu'une crème contient entre 60 et 80 % d'eau) et 0 % de produit de synthèse (parfum, préservateur, colorant). Les premiers produits certifiés arriveront sur le marché à l'automne 2012 et les normes seront applicables dans leur totalité en 2014. De plus, en juin 2011, un accord entre le Canada et l'Union européenne sur les produits biologiques originaires de l'un des pays membres de l'Union européenne stipule qu'ils sont acceptés au Canada sans exigences supplémentaires autres que celles liées à l'étiquetage.

Il n'y a pas de date de péremption sur les produits cosmétiques du commerce, car ce n'est pas obligatoire, mais la formule est produite pour durer de trois à six mois après l'ouverture tandis qu'un produit solaire ne dure qu'une saison. Tout comme il faut se méfier des aliments qui restent longtemps dans le garde-manger, la vigilance est de mise avec les cosmétiques qui s'éternisent sur les tablettes.

Les recettes qui suivent sont élaborées avec différents composants. Choisir l'huile, le liquide et l'émulsifiant qui répondent aux exigences personnelles. Toutefois, les émulsifiants ne sont pas interchangeables dans les recettes. Les huiles essentielles, particulièrement allergisantes, seront toujours facultatives dans les crèmes et il faut éviter, entre autres, d'appliquer sur le visage l'huile essentielle d'agrumes, de girofle, d'écorce de cannelle, d'origan et de pin.

Tableau des huiles essentielles selon le type de peau

PEAU NORMALE	PEAU SÈCHE	PEAU SENSIBLE	PEAU MATURE	PEAU GRASSE
Géranium (*Geranium robertianum*)	Romarin à verbénone (*Rosmarinus officinalis sb verbenone*)	Achillée millefeuille (*Achillea millefolium*)	Sauge sclarée (*Salvia sclarea*)	Lavande officinale (*Lavandula officinalis*)
Niaouli (*Melaleuca quinquenervia*)	Lavande officinale (*Lavandula officinalis*)	Camomille romaine (*Chamaeme-lum nobile*)	Carotte (*Daucus carotta*)	Menthe poivrée (*Mentha piperita*)
Palmarosa (*Cymbopogon martinii*)	Géranium (*Geranium robertianum*)	Cèdre (*Cedrus atlantica*)	Cyprès (*Cupressus sempervirens*)	Tea tree (*Melaleuca alternifolia*)

L'émulsion peut s'effectuer avec une fourchette, un petit fouet ou un mélangeur électrique. Plus la crème sera fouettée, plus sa consistance sera légère. Il est intéressant de savoir que la plupart des bocaux à conserves en verre s'ajustent à la base du mélangeur électrique.

Éviter d'utiliser le mélangeur à main pour faire l'émulsion. En effet, son action aère trop la préparation et il en résulte une crème bien gonflée, mais qui, avec le temps, s'affaisse en perdant de sa consistance et qui s'oxyde rapidement.

Il est préférable d'utiliser une spatule pour cueillir la crème dans le pot. Pour verser une crème pour le corps dans une bouteille, il suffit d'utiliser un entonnoir en inox ou en verre. Pour remplir un tube de crème, une poche à douille ou un sac à glissière dont un coin aura été coupé fera l'affaire.

Je n'ai pas jugé utile d'inclure des recettes de crème de nuit, puisque, la nuit, la peau doit se reposer et respirer. Quant aux produits pour bébés, les huiles essentielles peuvent perturber leur système hormonal. Un bon savon de votre cru devrait suffire.

Il est à noter que certains ingrédients sont présentés dans différentes mesures afin d'en faciliter les dosages. La cire d'abeille, par exemple, est notée en grammes lorsqu'elle se présente en feuilles ou en millilitres lorsqu'elle est en grains. Il en va de même pour certains liquides qui peuvent être pesés, ou quantifiés avec une tasse à mesurer.

Avant de commencer la « cuisine » des cosmétiques, nettoyer et désinfecter la surface de travail et les ustensiles, stériliser les pots et bouteilles qui serviront à garder les créations cosmétiques.

À chacun son bol de crème !

Crème hydratante à la cire d'abeille

Une crème simple à préparer et naturelle qui allie des qualités protectrices face aux agressions environnementales à des vertus adoucissantes et assouplissantes.

Ingrédients

40 g d'huile macérée au calendula officinal (*Calendula officinalis*)*
10 g d'huile de noisette biologique
4 g de cire d'abeille
20 g de teinture de calendula officinal (*Calendula officinalis*) au vinaigre de cidre biologique 8 %

Selon la disponibilité des plantes et le type de peau, il est possible de faire macérer dans l'huile des fleurs de camomille romaine, des feuilles de sauge officinale ou de menthe poivrée, des herbes avec lesquelles on peut développer des affinités et qui sont sources d'inspiration !

Ingrédients facultatifs

2 gouttes d'HE de romarin officinal biologique de Tunisie
   (*Rosmarinus officinalis*)
$^1/_8$ c. à thé de vitamine E
Conservateur de synthèse au choix

Dans une petite casserole en inox, chauffer doucement l'huile macérée avec la cire d'abeille. Lorsque la cire a fondu, retirer du feu et ajouter l'huile fine de noisette. Incorporer lentement le liquide à température ambiante en brassant rapidement. Lorsque la préparation a refroidi, ajouter si désiré les ingrédients facultatifs.

En remplacement de l'huile macérée, utiliser de l'huile de tournesol biologique ou toute autre huile de soins.

L'odeur du vinaigre de cidre peut incommoder légèrement lors des premières applications, mais l'inconfort s'estompe rapidement. Le vinaigre de cidre peut aussi être remplacé par un liquide au choix, tels une tisane, un jus ou encore tout simplement de l'eau.

 Sans conservateur de synthèse, la crème se conserve dans des pots de verre teinté plusieurs mois, voire un an, au frais.

Pourquoi ne pas tester un produit avant sa première utilisation ?

Par mesure de précaution ou dans le doute, étaler la crème dans le pli du coude et laisser agir 24 heures. Si une rougeur apparaît, ne pas utiliser le produit. Par contre, si tout est normal, le produit est non seulement réussi, mais compatible avec le type de peau.

Crème de jour de Lisa

Les multiples vertus de la cire d'abeille font de cette crème un produit nourrissant et naturel pour tous les soins du visage.

Ingrédients

25 g d'huile de tournesol biologique
20 g d'huile d'avocat biologique

ou

45 g d'huile végétale biologique au choix

5 ml de cire d'abeille (ou 3 à 4 g, selon la consistance désirée)

5 ml de beurre de cacao (ou 3 g)

5 ml de beurre de karité (ou 2,5 g)

60 ml d'eau

5 ml de gel d'aloès

2,5 ml de glycérine végétale

Ingrédients facultatifs

Conservateur de synthèse, au choix

Huile essentielle, au choix

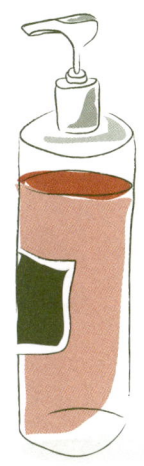

Dans une petite casserole en inox, faire fondre à feu doux les gras. Ajouter les liquides en brassant vigoureusement ou verser dans le mélangeur électrique et actionner jusqu'à obtention d'une émulsion délicate.

Verser dans une bouteille teintée munie d'un bouchon à pression ou d'une pompe. Sans conservateur de synthèse, la crème se garde un an au réfrigérateur.

Crème hydratante à la fraise

Cette crème hydratante cultive des valeurs saines avec la fraise, un fruit riche en pigments rouges (anthocyanes) qui activent la régénération des cellules et éclaircissent le teint. On la fabrique en saison et on l'utilise sans modération.

Ingrédients

2 g de cire d'abeille

5 g d'huile de noix de coco biologique

6 g d'huile d'amande douce biologique

10 ml de jus de fraises fraîches ou congelées[*]

[*] Le jus de fraise peut être remplacé par d'autres jus de fruits ou de légumes frais selon la disponibilité des végétaux et selon vos goûts.

Ingrédients facultatifs

2 gouttes de teinture de benjoin
Conservateur de synthèse au choix

Dans une petite casserole en inox, faire fondre à feu doux la cire avec les huiles. Lorsque la cire a fondu, verser le jus de fraise dans la phase huileuse et mélanger vigoureusement à la main ou verser dans le mélangeur électrique et actionner jusqu'à ce que les huiles aient bien incorporé le jus. Laisser refroidir la crème et ajouter la teinture de benjoin qui stabilise le jus de fraise.

Transvaser dans un pot de 15 ml, stérilisé et étiqueté.

Une crème préparée avec un jus de plante sera moins stable et devra être utilisée rapidement. Elle se conservera au frais environ un mois. Sinon, pour conserver une crème à la température ambiante, il faut ajouter un conservateur de synthèse.

Crème de jour à l'heure du thé

La peau, aussi sensible soit-elle, jeune ou mature, appréciera le pouvoir antioxydant du thé vert qui confère à cette crème des propriétés décongestionnantes tout en maintenant une juste hydratation.

Ingrédients

4 g de cire d'abeille
25 g d'huile macérée au romarin officinal (*Rosmarinus officinalis*)
25 g d'huile de bourrache biologique*
20 g d'infusion de thé vert biologique en feuilles

Ingrédients facultatifs

2 gouttes d'HE de romarin officinal de France (*Rosmarinus officinalis*)
Conservateur de synthèse au choix

* L'huile d'onagre, qui convient aussi aux peaux matures, peut remplacer l'huile de bourrache.

Dans une petite casserole en inox, faire fondre la cire avec les huiles et verser l'infusion lentement en brassant vigoureusement. Il est aussi possible de transférer la préparation dans le mélangeur électrique pour assurer une belle émulsion.

Lorsque le mélange a refroidi, ajouter l'huile essentielle de romarin officinal. Sans conservateur de synthèse, la crème se garde environ six mois au frais.

Appliquer sur le visage un délicieux mélange de plantes odorantes et colorées conçu pour les dégustateurs de thé vert !

Il est préférable d'étaler les crèmes hydratantes pour le visage sur une peau moite, juste après l'application de la lotion tonique. L'humidité favorise l'absorption des agents actifs de l'hydratant.

Crème de jour aux algues

L'agar-agar et la camomille romaine forment un duo « douceur » conçu pour tous les types de peaux, notamment pour les peaux sèches, sensibles et irritées. La crème aux algues apaise les rougeurs en plus de fournir un apport en substances essentielles pour hydrater le visage tout au long de la journée.

Ingrédients

¼ c. à thé d'algue d'agar-agar en poudre
50 ml d'eau
25 ml d'infusion de camomille romaine (*Chamaemelum nobile*)
15 ml d'huile de tournesol biologique naturelle ou macérée à la
      camomille romaine (*Chamaemelum nobile*)

Ingrédients facultatifs

2 gouttes d'HE au choix selon
      le type de peau
Conservateur de synthèse au
      choix

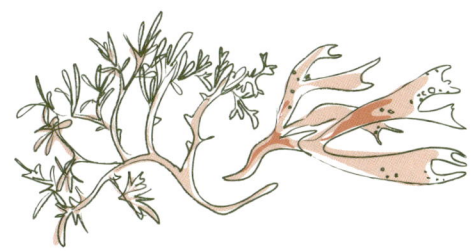

Saupoudrer l'agar-agar, l'émulsifiant végétal, dans l'eau et laisser bouillir 5 minutes.

Verser l'infusion de camomille dans le mélange et bien amalgamer. Ajouter l'huile macérée et battre avec un petit fouet ou avec le mélangeur électrique afin de bien incorporer l'huile et d'obtenir une belle émulsion stable.

Lorsque la crème a refroidi, ajouter l'huile essentielle choisie.

Plus l'émulsion sera brassée, plus la crème sera onctueuse.

Sans conservateur de synthèse, la crème se garde au frais pendant un an, sinon il est impératif d'ajouter un conservateur.

Crème pour le corps – recette de base

La crème de base pour le corps contient seulement trois ingrédients, ce qui ne l'empêche pas d'être très efficace. Elle nourrit et hydrate tous les types de peau et nous procure le luxe d'une grande simplicité.

Ingrédients
75 g d'eau (65 % à 80 %)
7 g de cire émulsifiante (3 % à 10 %)
15 g d'huile de tournesol biologique (10 % à 25 %)

Ingrédients facultatifs
5 gouttes d'HE de lavande officinale française (*Lavandula dentate*)
Conservateur de synthèse

Dans une petite casserole en inox, chauffer légèrement les huiles avec la cire émulsifiante. Lorsque la cire émulsifiante a fondu, ajouter l'eau. Brasser avec un fouet ou transvaser dans le mélangeur électrique. Attendre que le mélange ait refroidi et ajouter l'huile essentielle, si désiré. Pour diluer ou épaissir la crème, diminuer ou augmenter la quantité de cire émulsifiante.

Sans conservateur de synthèse, la crème se garde au frais pour éviter sa dégradation. Si le sorbate de potassium est utilisé comme conservateur, le diluer dans l'eau, tandis que le germall liquide s'ajoute lorsque la crème a refroidi.

Verser la crème dans un pot de 100 ml ou dans quatre pots de 25 ml, stérilisés et étiquetés.

Lors d'une enquête, 90 % des femmes interrogées ont dit avoir l'impression que la publicité des magazines est véridique. La même enquête démontre que les femmes de 50 ans et plus s'attendent à payer entre 50 $ et 80 $ une crème hydratante, tandis que les femmes de moins de 35 ans veulent payer autour de 20 $.

Cette formulation se réalise en quelques minutes avec un minimum d'ingrédients. Un bon prétexte pour se convertir à la cuisine des cosmétiques chez soi !

Crème pour le visage – recette de base

Le calendula officinal est une plante de beauté et une source de bienfait qui rehausse le teint de toutes les peaux avec ces pigments naturels que sont les caroténoïdes.

Ingrédients

75 g d'infusion de calendula officinal (*Calendula officinalis*)
5 g de cire émulsifiante
10 g d'huile macérée au calendula officinal (*Calendula officinalis*)
5 g d'huile d'avocat pressée à froid

Ingrédients facultatifs

5 gouttes d'HE selon le type de peau
Conservateur de synthèse au choix

Dans une petite casserole en inox et sur un feu doux, faire fondre la cire émulsifiante dans l'huile macérée au calendula.

Retirer du feu, ajouter l'huile d'avocat et mélanger. En battant avec un petit fouet, incorporer l'infusion de calendula.

Afin d'obtenir une belle émulsion, transvaser la crème dans le mélangeur électrique et actionner quelques secondes. Lorsque la préparation est refroidie, ajouter l'huile essentielle qui demeure un ingrédient facultatif.

La différence entre les deux formules de crèmes tient à la qualité des huiles. Pour le visage, des huiles végétales biologiques fines et haut de gamme sont utilisées, tandis que, pour le corps, une bonne huile végétale biologique est suffisante.

Crème pour le visage au beurre de karité et gel d'aloès

Il était une fois une crème pour le visage fabriquée en quelques minutes à partir d'ingrédients biologiques comestibles et pour toutes les peaux. Une belle histoire vraie !

Ingrédients

70 g d'infusion au romarin officinal (*Rosmarinus officinalis*)
5 g de gel d'aloès biologique
10 g d'huile de tournesol biologique macérée au calendula officinal
    (*Calendula officinalis*)
5 g d'huile de tournesol biologique macé-
    rée au romarin officinal (*Rosmarinus*
    officinalis)
5 g de beurre de karité
5 g d'acide stéarique
3 g de cire émulsifiante

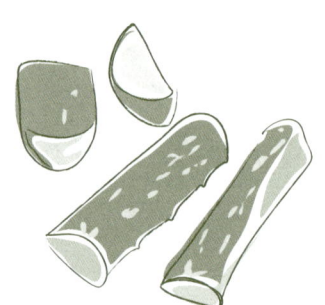

Ingrédients facultatifs

3 gouttes d'HE de romarin officinal biologique de Tunisie
    (*Rosmarinus officinalis*)
Conservateur de synthèse

Dans une petite casserole en inox, faire fondre à feu très doux la cire émulsifiante, l'acide stéarique et le beurre de karité avec les huiles macérées. Lorsque le mélange est homogène, verser l'infusion et le gel d'aloès et brasser jusqu'à obtention d'une belle crème ou transvaser dans le mélangeur électrique.

Lorsqu'elle a refroidi, ajouter l'huile essentielle et verser dans des pots stérilisés et étiquetés. En l'absence de conservateur de synthèse, la crème se garde au frais environ 6 mois.

Un coin de verdure pour cuisiner une crème végétale qui satisfera aisément les peaux irritées en les protégeant contre la pollution et les intempéries et en calmant les inflammations.

L'aloe vera ou le lys du désert est une plante facile à entretenir. Elle pousse aisément dans nos maisons. La récolte du gel se fait tout au long de l'année à raison de deux à trois feuilles à la fois. Les feuilles sont coupées à la base afin de laisser l'aloïne, un composé irritant, s'écouler des feuilles. Éliminer les épines jaunes puis couper le morceau de feuille en deux dans l'épaisseur et récolter le précieux gel incolore. À utiliser frais dans les préparations.

Crème rosat pour le visage

Entièrement florale et composée d'ingrédients nobles, la crème rosat convient pour tous les types de peau. Elle éveille les sens telle la douce quiétude d'un parfum de rose.

Ingrédients
75 g d'eau de rose (voir recette, page 109)
25 g d'huile d'amande douce biologique macérée à la rose officinale
    (*Rosa gallica « officinalis »*)
7 g d'acide stéarique
3 g de cire émulsifiante

Ingrédients facultatifs
5 gouttes d'HE de géranium rosat (*Pelargonium graveolens cv Égypte*)*
Conservateur de synthèse

* Une huile essentielle peu commune, mais dont le parfum possède une note de rose. Elle soigne les imperfections de la peau.

Chauffer doucement les cires avec l'huile dans une petite casserole en inox et ajouter le liquide en brassant rapidement afin de produire une belle émulsion ou transférer dans le mélangeur électrique.

L'huile essentielle s'ajoute quand la préparation est refroidie. La crème se conservera au frais environ 6 mois.

Pour transformer la recette en crème pour le corps, remplacer l'huile d'amande douce biologique macérée à la rose officinale avec l'huile de tournesol biologique.

Variations et conseils

» En utilisant des huiles de qualité dites « fines » pour fabriquer la crème, la pénétration sera optimale et celles-ci offriront de nombreux bienfaits pour le visage.

» En utilisant du gel d'aloès ou des infusions comme liquide, les propriétés thérapeutiques de la crème sont augmentées.

» En ajoutant de l'acide stéarique, un agent co-émulsifiant et épaississant, à la cire émulsifiante, on obtient une crème dont la texture est plus onctueuse et plus stable.

» En ajoutant du beurre de karité ou du beurre de cacao, juste une petite quantité suffit pour entretenir efficacement la peau. Pour obtenir un beurre pour le corps, il faut augmenter le pourcentage d'huile incluant les beurres à 35 %, en ajustant la phase aqueuse à 60 % et l'émulsifiant entre 7 % et 10 %

» Il importe, en commençant la fabrication des crèmes maison, de maîtriser les petites quantités, de noter les mesures et les formulations exactes dans un cahier et de corriger, si nécessaire, par la suite afin d'obtenir une belle consistance qui laissera un film délicat sur la peau.

» Si on désire ajouter 35 % de gras à un produit de 100 g, effectuer le calcul suivant :

$$100 \text{ g} \times 0{,}35 = 35 \text{ g}$$

Crème de jour au beurre de cacao

Cette crème doit ses propriétés émollientes au beurre de cacao et ses vertus hydratantes aux huiles fines. Dans une démarche résolument créative, la recette offre une intéressante formulation qui permet plusieurs combinaisons selon les besoins individuels.

Ingrédients

75 g d'eau ou d'infusion de plantes choisies selon le type de peau
10 g d'huile de tournesol biologique
10 g d'huile de noisette biologique
5 g d'huile d'avocat biologique
6 g de beurre de cacao
8 g d'acide stéarique
4 g de cire émulsifiante

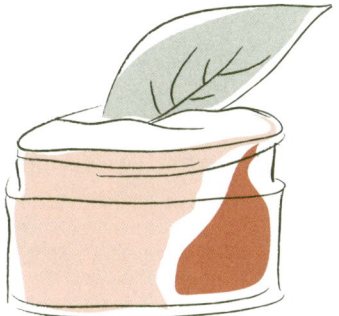

Ingrédients facultatifs

5 gouttes d'HE de carotte (*Daucus carota*)
Conservateur de synthèse

Dans une petite casserole en inox, faire fondre à feu doux les huiles avec le beurre de cacao, la cire émulsifiante et l'acide stéarique.

Verser le liquide, à température ambiante, dans le mélange huileux. Brasser à la main ou transférer la préparation dans le récipient du mélangeur et actionner jusqu'à obtention d'une belle crème onctueuse.

Ajouter l'huile essentielle lorsque la crème a refroidi.

 Sans conservateur de synthèse, la crème se garde au frais environ 6 mois.

Crème de jour à la sauge

La sauge officinale et l'onagre bisannuelle sont à l'honneur pour préparer une crème hydratante et adoucissante qui convient à toutes les peaux.

Ingrédients

75 g d'infusion de sauge officinale (*Salvia officinalis*)
15 g d'huile d'onagre
3 g de beurre de mangue
5 g d'acide stéarique
3 g de cire émulsifiante

Ingrédients facultatifs

3 gouttes d'HE de sauge sclarée (*Salvia sclarea*)
Conservateur de synthèse

Dans une petite casserole en inox ou au bain-marie, faire fondre ensemble à feu doux les huiles, le beurre de mangue et les cires émulsifiantes. Ajouter l'infusion de sauge officinale refroidie et brasser jusqu'à obtention d'une belle crème.

Il est possible de transférer la préparation dans le mélangeur électrique afin d'obtenir rapidement une émulsion stable.

Lorsque le mélange a refroidi, ajouter l'huile essentielle.

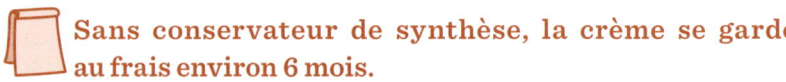 **Sans conservateur de synthèse, la crème se garde au frais environ 6 mois.**

La peau absorberait 90 % de ce qui est appliqué, d'où la nécessité de choisir les cosmétiques avec autant de soin que les produits alimentaires.

Crème à main

L'huile de tournesol est toute désignée pour fabriquer une bonne crème à main. Cette crème mise sur une conception simple et une grande efficacité.

Ingrédients

75 g d'eau
20 g d'huile de tournesol biologique
10 g de beurre de karité*
6 g d'acide stéarique
4 g de cire émulsifiante

Ingrédients facultatifs

4 gouttes d'HE de laurier (*Laurus nobilis*)
Conservateur de synthèse

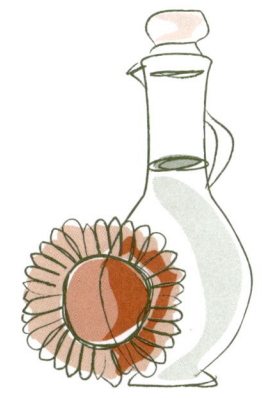

* Le beurre de cacao contient environ 35 % d'acide stéarique. Donc, si on remplace le beurre de karité par du beurre de cacao dans la recette, on doit diminuer la proportion d'acide stéarique afin de ne pas assécher la peau. L'huile de tournesol biologique convient bien pour préparer une bonne crème à main.

Crème antimoustique
Avec 100 g d'une base de crème neutre, préparer une crème antimoustique en ajoutant 5 gouttes de chacune des huiles essentielles suivantes : lavande officinale, cèdre du Canada et eucalyptus globulus.

Dans un petit chaudron, mélanger l'huile, le beurre, la cire émulsifiante et l'acide stéarique, puis chauffer à feu doux. Lorsque le tout a fondu, ajouter le liquide (l'eau) en brassant énergiquement soit à la main, soit avec le mélangeur électrique.

Verser la crème dans un pot stérilisé et étiqueté.

Sans conservateur de synthèse, la crème se garde au frais environ 6 mois. Pour un effet cicatrisant, remplacer, en partie ou entièrement, l'eau par du gel d'aloès. L'eau peut aussi être mélangée à d'autres liquides.

Crème à l'oxyde de zinc

À base d'une bonne huile d'olive biologique, la crème à l'oxyde de zinc convient pour soigner les peaux irritées et les plaies superficielles et pour prévenir ou soigner l'érythème fessier des bébés. Elle s'étale facilement et se caractérise par sa grande douceur.

Ingrédients

75 ml d'eau
20 g d'huile d'olive biologique
7 g de beurre de karité
7 g de cire émulsifiante
3 g d'acide stéarique
10 g d'oxyde de zinc (entre 2 et 10 %)

Ingrédient facultatif

Conservateur de synthèse

Chauffer à feu doux l'huile d'olive, le beurre de karité, l'acide stéarique et la cire émulsifiante. Lorsque les gras ont fondu, ajouter l'oxyde de zinc et mélanger. Tout en brassant, verser le liquide (l'eau) lentement afin d'obtenir une belle onctuosité. Le mélangeur électrique aidera à compléter l'émulsion.

Verser dans un pot de 100 ml stérilisé et étiqueté.

Sans préservateur de synthèse, le produit se conserve au frais environ 6 mois.

Beurre pour le corps au karité fouetté

Le beurre pour le corps est un véritable trésor d'hydratation surtout lorsqu'il contient du beurre de karité, une matière noble qui apporte un supplément adoucissant mis à profit dans de nombreux produits cosmétiques. Difficile d'imaginer une vie sans beurre de karité fouetté !

Ingrédients

150 g de beurre de karité non raffiné

90 g d'huile liquide

15 ml de fécule de marante

15 ml de gel d'aloe vera biologique

Peser 150 g de beurre de karité et le laisser amollir à la température ambiante.

Préparer le beurre en ajoutant 90 g d'huile liquide, par exemple un mélange d'huiles d'olive, de tournesol, de jojoba ou autres, et 15 ml de fécule de marante ou de maïs.

Avec le mélangeur électrique, à basse vitesse, fouetter les ingrédients quelques minutes afin d'obtenir une belle crème.

Laisser reposer puis reprendre jusqu'à épaississement. Lorsque la préparation prend l'allure d'une crème fouettée, ajouter 15 ml de gel d'aloe vera biologique et bien mélanger.

Transférer dans un pot de 125 ml étiqueté.

Dans cette recette, comme il n'y a pas de phase aqueuse, il n'est pas utile d'ajouter des conservateurs de synthèse. Cependant, si le produit est destiné à la vente, il est préférable d'ajouter un conservateur aux produits gras.

Lait démaquillant à la rose

Du bien-être pour tous les types de peau, formulé naturellement.

Phase huileuse

15 g d'huile d'amande douce
7 g d'acide stéarique
4 g de cire émulsifiante

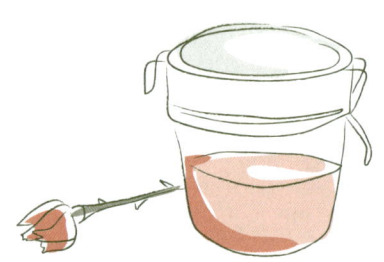

Phase aqueuse

165 ml d'eau de rose
¼ c. à thé de glycérine végétale

Ingrédients facultatifs

2 gouttes d'HE de rose de Damas (*Rosa damascena*)
1 goutte d'HE de palmarosa (*Cymbopogon martinii*)
ou
3 gouttes d'HE de palmarosa (*Cymbopogon martinii*)
Conservateur de synthèse

Faire fondre les huiles et les cires dans une petite casserole.

Pendant ce temps, chauffer l'eau de rose à 38 °C.

Faire une émulsion en versant l'eau de rose dans la phase huileuse et fouetter à la main ou avec le mélangeur électrique.

Lorsque la préparation a refroidi, ajouter la glycérine.

Embouteiller dans un flacon de 250 ml muni d'une pompe.

 Sans l'ajout d'un conservateur de synthèse, on doit le conserver au frais.

Recette proposée par Monique Doiron de Rose poupoune,
cosmétiques artisanaux à Sainte-Flavie

Masques de beauté

« Vous découvrirez avec stupéfaction que même la terre que vous foulez de vos pas est un excellent cosmétique et que votre garde-manger contient de véritables trésors. »

(Iva Polansky, *250 recettes de beauté*)

La réussite d'un masque de beauté qui s'applique aisément et se conserve longtemps au frais se réalise d'abord en délayant un liquide dans de l'argile pour obtenir une pâte lisse et homogène.

Le liquide peut être de l'eau claire, une eau florale, un jus de fruits ou de légumes. Par la suite, l'huile est incorporée goutte à goutte, en mélangeant bien après chaque addition et cela jusqu'à saturation.

Le masque est appliqué sur la peau de 10 à 15 minutes environ, sans le laisser sécher. Le retirer à l'eau tiède puis tamponner de l'eau froide ou une lotion tonique sur le visage afin de resserrer les pores.

Il importe de rester allongé afin de relaxer les traits du visage lors de l'application d'un masque. Étendre le masque avec les doigts ou à l'aide d'un pinceau tout en évitant le contour des yeux.

L'argile est le composant principal des masques proposés, car elle purifie le teint, désincruste et affine le grain de la peau. Les bienfaits de l'argile sont associés à ceux des plantes.

Il existe différentes couleurs d'argile selon leur composition minérale. L'argile blanche convient aux peaux sèches et délicates ; l'argile verte et l'argile grise sont les plus courantes et sont destinées aux peaux grasses ; l'argile rose (mélange de blanche et de rouge) soigne les peaux irritées ; l'argile rouge, riche en oxyde de fer, est recommandée pour les peaux normales et sensibles ; et l'argile jaune purifie les peaux mixtes. Cela étant, les recettes qui suivent permettent un bon usage de l'argile dans les soins esthétiques, un véritable éloge à la terre !

Masque à l'argile grise

Ingrédients
30 ml d'argile grise
5 ml de liquide (eau ou infusion) ou suffisamment pour obtenir une
   pâte claire
5 ml d'huile de germe de blé jusqu'à saturation

Mélanger tous les ingrédients et appliquer.

Masque aux fleurs de sureau

Ingrédients
30 ml d'argile blanche
5 ml d'infusion de fleurs de sureau (*Sambucus canadensis*)
5 ml d'huile d'olive ou jusqu'à saturation

Mélanger tous les ingrédients et appliquer.

Masque au miel

Ingrédients
30 ml d'argile jaune
30 ml de miel
5 ml d'eau
5 ml d'huile d'avocat ou jusqu'à saturation

Mélanger tous les ingrédients et appliquer.

Masque au jus de concombre

Ingrédients
30 ml d'argile verte
20 ml de jus de concombre de saison
5 ml d'huile d'olive ou jusqu'à saturation

Mélanger tous les ingrédients et appliquer.

Masque au citron

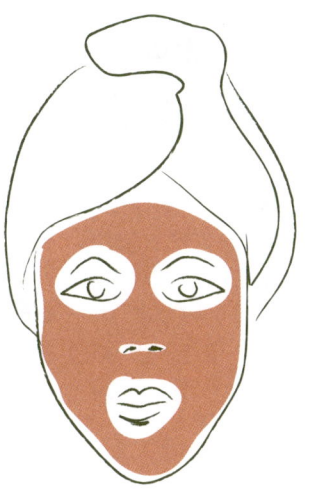

Ingrédients
30 ml d'argile rose
20 ml de jus de citron
5 ml d'huile de bourrache biologique
    ou jusqu'à saturation

Mélanger tous les ingrédients et appliquer.

Masque à l'argile rouge

Ingrédients
30 ml d'argile rouge
20 ml d'infusion de camomille romaine (*Chamaemelum nobile*)
5 ml d'huile d'amande douce ou jusqu'à saturation

Mélanger tous les ingrédients et appliquer.

Gel contour des yeux (poches et cernes, anti-âge)

Ce gel contour des yeux, dont l'action est rapide et efficace, se prépare à froid. Liftant, il atténue les ridules, les cernes et les poches sous les yeux. Tous les ingrédients sont choisis pour leur action reconnue.

Ingrédients

10 ml de gel d'aloe vera

2 ml d'huile d'avocat ou de jojoba ou en deux parts égales*

0,5 ml de glycérine végétale**

2 gouttes de vitamine E

2,5 ml d'hydrolat de bleuet (*Centaurea cyanus*) ou de camomille romaine (*Chamaemelum nobile*)

1 goutte d'HE d'hélichryse italienne (*Helichrysum italicum*) ou de cyprès (*Cupressus sempervirens*, moins coûteux)

1 goutte d'HE de camomille romaine (*Chamaemelum nobile*)

2 gouttes d'extrait de pépins de pamplemousse

Mesurer la quantité de gel d'aloe vera et transférer dans un petit récipient.

Ajouter les huiles végétales et la vitamine E. Bien mélanger à l'aide d'une petite spatule ou d'un petit fouet jusqu'à ce que le gel d'aloe vera et les huiles forment une émulsion (le gel devient plus opaque).

Pour les paupières matures, remplacer l'huile de jojoba par de l'huile de figue de Barbarie.

** *Pour mesurer 0,5 ml d'un produit, utiliser la plus petite des cuillères à mesurer, la $^1/_8$ soit 0,625 ml, et ajuster à 0,5 ml.*

Ajouter la glycérine, l'hydrolat, les huiles essentielles et l'extrait de pépins de pamplemousse en mélangeant entre chaque ajout pour obtenir un gel fluide et homogène.

Transférer dans un flacon-pompe. Étiqueter et dater.

La recette donne 15 ml de produit. Le gel contour des yeux se conserve 3 mois à température ambiante. Il s'applique matin et soir en petite quantité. Tous les produits pour le contour des yeux ne doivent pas s'appliquer au-delà de l'os orbital pour éviter les irritations.

*Recette proposée par
Dominique Laramée,
SYNERGIE phytocosmétique*

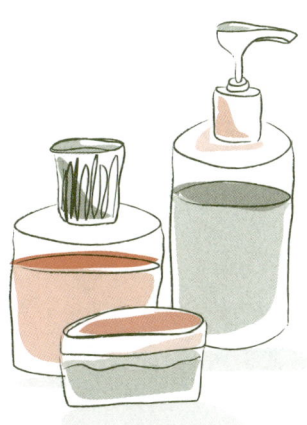

La « cuisine »
du bien-être des pieds

« L'esprit de curiosité est essentiel pour vivre en pleine conscience.
Ce n'est pas simplement une façon de résoudre nos problèmes.
C'est une manière de s'assurer que l'on est toujours en contact
avec le mystère de la vie et de notre présence ici-bas. »

(**Jon Kabat-Zinn**, *Où tu vas, tu es*)

Les produits conçus pour les pieds contiennent généralement de la menthe poivrée, fraîche, sous forme de feuilles séchées ou d'huile essentielle. La menthe et ses effluves, « dont l'odeur s'obstine sur le pas des cueilleuses[4] », comme le dit si joliment Colette, s'invitent pour traiter les pieds fatigués, les relaxer, les nettoyer et les désodoriser.

Maurice Mességué, herboriste français, vulgarisa l'utilisation des plantes médicinales. Il soutenait qu'un problème de santé était soigné plus efficacement par des bains de pieds ou de mains du fait des nombreuses terminaisons nerveuses présentes aux extrémités. Afin de prouver son affirmation, il suggérait de couper une gousse d'ail en deux et de s'en frotter la plante des pieds. Quinze minutes plus tard, le goût de l'ail arrive sur la langue.

Avec cette théorie, c'est tout le corps qui bénéficie des propriétés actives des bains de pieds.

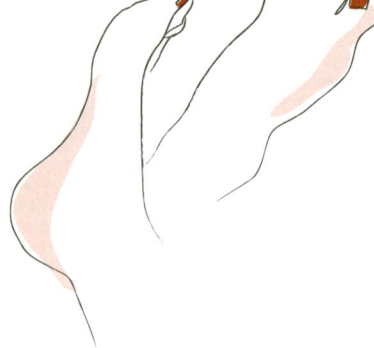

---

[4]   Vincent, P., et M. Lis, *La Cuisine des bois et des champs*, Arles, Acte Sud, 2000.

Masque à l'argile pour les pieds

L'argile est remarquable pour désincruster les saletés et absorber la transpiration. En prime, le masque pour les pieds offre une délicate odeur florale, une pause fraîcheur pour les pieds !

Ingrédients

90 ml d'eau

125 g ou environ 135 ml d'argile grise

45 ml d'huile d'olive

3 gouttes d'HE de géranium rosat (*Pelargonium graveolens cv Egypte*) ou de géranium bourbon (*Pelargonium asperum bourbon*)

2 gouttes d'HE de menthe poivrée (*Mentha piperita*)

Mélanger l'eau à l'argile pour obtenir une consistance lisse, puis, goutte à goutte, incorporer l'huile d'olive jusqu'à saturation.

Laisser le masque reposer sur l'entièreté du pied, environ 10 minutes, puis rincer à l'eau tiède.

Exfoliant astucieux

L'exfoliant pour les pieds élimine les cellules mortes, ce qui permet de conserver une peau souple, bien hydratée, et d'éviter ainsi la formation de rugosités. Les mains peuvent bénéficier du même traitement adoucissant et vivifiant.

Ingrédients

2 g de beurre de karité

4 g de cire émulsifiante

8 g d'huile d'olive

40 g d'eau

5 ml d'argile blanche

30 ml de noix de coco râpée séchée

10 ml de graines de pavot

Ingrédients facultatifs
2 gouttes d'HE de menthe poivrée
Conservateur de synthèse

Faire fondre le beurre de karité et la cire émulsifiante dans l'huile d'olive à feu doux. Verser le liquide (l'eau) en brassant rapidement ou utiliser le mélangeur électrique. Dans l'émulsion, intégrer l'argile, la noix de coco et les graines de pavot, tous des ingrédients exfoliants.

Sachet réservé au « bain de pieds »

Voir le bain de pieds comme une invitation au voyage. « Là, tout n'est qu'ordre et beauté / Luxe, calme et volupté » (Baudelaire, *Les Fleurs du mal*). Créer un moment de détente, tout en perpétuant une habitude bien agréable.

Ingrédients
5 gouttes d'HE de menthe poivrée (*Mentha piperita*)
375 ml de sel de mer fin
125 ml de sel d'Epsom
15 ml ou 25 g de thé vert biologique en feuilles
Sachets à tisane de 10 x 11 cm

Ingrédient facultatif
Poudre de racine d'iris

Mélanger l'huile essentielle de menthe poivrée aux effluves rafraîchissants avec les sels. Laisser reposer une nuit dans un pot en verre hermétique à l'abri de la lumière. Après la macération, ajouter les feuilles de thé vert pour un effet anti-inflammatoire et ensacher.

Après le bain de pieds, les frotter à la pierre ponce pour éliminer les callosités, puis appliquer une crème hydratante conçue pour les pieds. Enfin, enfiler des chaussettes de laine et prolonger ce moment par un repos d'une vingtaine de minutes.

Bain de pieds aux herbes

Le bain de pieds aux herbes est souverain pour soulager les douleurs musculaires des jambes. Le vinaigre de cidre possède des propriétés antiseptiques, astringentes et désinfectantes. Les parfums doux et réconfortants de la verveine et de la lavande ajoutent l'inspiration zen.

Ingrédients

1 litre d'eau
5 g de verveine citronnelle fraîche (*Aloysia triphylla*)
5 g de fleurs de lavande officinale (*Lavandula officinalis*)
100 ml de sel d'Epsom
30 ml de vinaigre de cidre

Hacher les plantes et préparer une infusion avec la verveine citronnelle et la lavande. Laisser infuser quelques minutes afin d'obtenir un extrait concentré. Verser la tisane dans une quantité d'eau suffisante pour recouvrir les pieds jusqu'au mollet. Ajouter le sel d'Epsom et le vinaigre de cidre.

Plonger les pieds 10 minutes dans le bain aux herbes. Ne pas s'essuyer les pieds après le bain, mais les envelopper dans des chaussettes chaudes et profiter de 20 minutes de repos dans un lieu agréable et chaleureux.

Bain de pieds antifongique

La nature bienfaisante des fines herbes associées au vinaigre de cidre vient au secours des pieds avec une formulation naturelle et efficace.

Ingrédients

250 ml de sauge officinale (*Salvia officinalis*) fraîche ou 125 ml de
    sauge séchée
250 ml de menthe poivrée (*Mentha piperita*) fraîche ou 125 ml de
    menthe séchée

2 litres d'eau

5 gouttes d'HE de *tea tree* (*Melaleuca alternifolia*)

5 gouttes d'HE de menthe poivrée (*Mentha piperita*)

15 ml de gel d'aloe vera

150 ml de vinaigre de cidre biologique

50 ml de sel d'Epsom

Ingrédient facultatif

125 ml de bicarbonate de soude

Infuser les herbes et laisser macérer 20 minutes. Laisser tiédir le mélange, passer et ajouter les huiles essentielles diluées dans le gel d'aloe vera, le vinaigre de cidre et le sel d'Epsom. Si on le désire, ajouter du bicarbonate de soude, c'est le moment.

Immerger les pieds jusqu'aux chevilles, environ 20 minutes. Ne pas s'essuyer les pieds, mais les envelopper dans des chaussettes chaudes et profiter d'une relaxation d'une vingtaine de minutes.

Le bicarbonate de soude possède un effet antifongique reconnu tout comme l'huile essentielle de *tea tree* (*Melaleuca alternifolia*). Il est aussi possible de les ajouter à chaque bain de pieds, en prévention.

Bombe effervescente et hydratante

Une recette de bombe effervescente avec beurre de cacao et menthe sera un atout de qualité pour les pieds secs et fatigués.

Ingrédients

60 g de fécule de marante ou de maïs

30 g d'acide citrique

15 ml d'argile verte

60 g de bicarbonate de soude

5 gouttes d'HE de menthe poivrée (*Mentha piperita*)

65 g de beurre de cacao

Déposer les ingrédients secs dans un bol. Dans une petite quantité de bicarbonate de soude, mélanger l'huile essentielle et ajouter aux ingrédients secs.

Faire fondre le beurre de cacao et le verser sur les composants secs.

Déposer dans des moules à chocolat, des petits moules en silicone ou dans un bac à glaçons afin de fabriquer des mini-bombes et réfrigérer pour durcir la préparation.

Démouler et laisser sécher.

Vaporisateur fraîcheur

Le vaporisateur fraîcheur détend, conforte et calme les pieds endoloris. La lavande bulgare (*Lavandula angustifolia*) agit contre la transpiration des pieds et inhibe les odeurs.

Ingrédients

250 ml d'eau
125 ml de vodka
20 gouttes d'HE de lavande bulgare (*Lavandula angustifolia*)
15 gouttes d'HE de menthe poivrée (*Mentha piperita*)
10 gouttes d'HE de mandarine (*Citrus reticulata*)
5 gouttes d'HE de géranium (*Pelargonium graveolens*)

Ingrédient facultatif

Polysorbate 20

Verser tous les ingrédients dans une bouteille en verre teinté et laisser macérer une semaine à la noirceur.

Après ajustement d'un vaporisateur au flacon teinté, le produit est prêt. Avant chaque usage, secouer le contenant afin de disperser les huiles essentielles. Vaporiser sur les pieds quand le besoin se fait sentir.

Vaporisateur antifongique

On s'adresse à la nature sobrement pour rafraîchir et soigner les pieds.

Ingrédients

125 ml de vinaigre de cidre biologique

10 gouttes d'HE de *tea tree (Melaleuca alternifolia)*

5 gouttes d'HE de lavande officinale (*Lavandula officinalis*)

3 gouttes d'HE de bois de rose (*Aniba rosaeodora*)

Ingrédient facultatif

Polysorbate 20

Mélanger tous les ingrédients dans un pot en verre hermétique et laisser macérer une semaine à la noirceur.

Transvaser dans un flacon teinté, ajuster un vaporisateur et le produit est prêt. Avant chaque usage, secouer le contenant afin de disperser les huiles essentielles.

 L'acide acétique contenu dans le vinaigre possède des vertus antiseptiques et désinfectantes.

Crème « au bonheur des pieds »

Cette crème au beurre de karité hydrate et apporte son précieux soutien aux pieds secs et irrités.

Ingrédients

80 g d'eau

20 g de beurre de karité

20 g d'huile d'avocat

8 g d'acide stéarique

4 g de cire émulsifiante

2 gouttes d'HE de menthe poivrée (*Mentha piperita*)

2 gouttes d'HE de lavande officinale (*Lavandula officinalis*)

Ingrédient facultatif
Conservateur de synthèse

Dans une casserole en inox, faire fondre ensemble les gras et les cires à feu doux. Verser l'eau en filet et bien mélanger ou transvaser dans le récipient du mélangeur électrique et mélanger jusqu'à obtention d'une belle onctuosité. Lorsque la crème a refroidi, ajouter les huiles essentielles et verser dans des pots stérilisés.

Poudre déodorante pour les pieds
Cette poudre légèrement parfumée absorbera les mauvaises odeurs des pieds et des souliers. La simplicité « volontaire » au service des pieds !

Ingrédients
100 g de bicarbonate de soude
50 g de fécule de marante
50 g d'argile blanche
5 ml de poudre de racine d'iris
10 gouttes d'HE de *tea tree* (*Melaleuca alternifolia*)
5 gouttes d'HE de menthe poivrée (*Mentha piperita*)
5 gouttes d'HE de lavande officinale (*Lavandula officinalis*)

Dans un pot en verre hermétique, verser le bicarbonate, la fécule et l'argile. Secouer pour distribuer les ingrédients secs.

Dans un verre à mesurer de 30 ml, mélanger la poudre de racine d'iris et les huiles essentielles, puis transférer dans le pot et secouer de nouveau. Entreposer dans un endroit sombre à l'abri de la lumière pour 12 heures. Puis transvaser le mélange dans une saupoudreuse.

Pour détendre les pieds fatigués après une journée d'activités intenses et éliminer les tensions, commencer par un bain de pieds, suivi d'une exfoliation, puis appliquer le masque. Vaporiser, appliquer la crème, poudrer et se reposer une vingtaine de minutes.

 Le bicarbonate de soude absorbe les odeurs.

Des recettes pour se « prendre en mains »

Crème au beurre de karité pour les mains

Il est difficile de résister à une crème à main contenant près de 20 % de beurre de karité et conçue pour soigner les mains besogneuses. Quelques minutes de travail pour un produit haut de gamme !

Ingrédients

5 g de cire émulsifiante
15 g de beurre de karité
15 g d'huile d'amande douce
7,5 g d'huile de jojoba
5 ml de gel d'aloe vera
30 ml d'eau

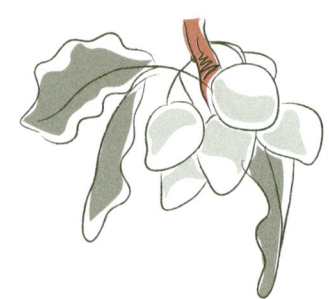

Ingrédients facultatifs

5 ml de glycérine
3 gouttes d'HE de lavande anglaise (*Lavandula angustifolia*)
Conservateur de synthèse

Faire fondre la cire émulsifiante et le beurre de karité à feu doux.

Retirer du feu et ajouter les huiles d'amande douce et de jojoba, puis brasser.

Verser le gel d'aloe vera et l'eau, et transférer dans le mélangeur électrique. Mélanger quelques secondes.

Lorsque la crème a refroidi, ajouter l'huile essentielle.

Conserver le produit au réfrigérateur dans un pot stérilisé de 60 ml. Une petite quantité suffira à hydrater convenablement.

Exfoliant pour les mains

Un exfoliant pour des mains douces à base d'ingrédients usuels et qui se prépare en quelques minutes.

Ingrédients

50 ml de sucre turbinado
30 ml de glycérine
3 gouttes d'HE de citron (*Citrus limonum*)

Mélanger les ingrédients dans un bol en verre.

Appliquer sur les mains humides en massant délicatement pour éliminer les cellules mortes.

Rincer, assécher puis appliquer la crème au beurre de karité (voir recette précédente). Mise en garde : comme toutes les huiles essentielles d'agrumes, l'huile de citron est photosensibilisante. Il faut éviter l'exposition au soleil 12 heures après l'application.

Les taches brunes ou éphélides sur les mains s'effacent graduellement en les traitant avec un mélange de jus de citron et de vinaigre de cidre à parts égales. Le citron est souverain pour soigner les mains et les ongles. Il nettoie les taches laissées par le jardinage, fortifie les ongles et adoucit les mains.

Traitement royal pour les mains

Un traitement sain et souverain pour soigner les ongles cassants et obtenir des mains douces.

Ingrédients

150 ml d'huile d'olive
50 ml d'huile de germe de blé
Le jus d'un citron

Tiédir les huiles à feu doux. Dans un bol en verre, les verser et ajouter le jus de citron fraîchement pressé. Y tremper les mains 15 minutes.

En le conservant dans un contenant opaque, le produit est réutilisable pour plusieurs bains.

Pommade pour les ongles, cuticules et crevasses

Un soin d'une efficacité et d'une douceur incomparables !

Ingrédients

3 g de cire d'abeille

15 ml (ou 5 g) de beurre de karité

5 ml d'huile d'amande douce biologique

5 ml d'huile d'avocat biologique

Ingrédients facultatifs

2 gouttes d'HE de *tea tree* (*Melaleuca alternifolia*)

2 gouttes d'HE de citron (*Citrus limonum*)

Faire fondre à feu doux la cire d'abeille, le beurre de karité et les huiles, puis remuer avec un petit fouet jusqu'à épaississement.

Lorsque le mélange a refroidi, ajouter les huiles essentielles et mettre dans un contenant en verre teinté et stérilisé de 25 ml.

Enduire les ongles et les cuticules de cette pommade et, pour un effet optimal, enfiler des gants et prendre du repos pendant que le produit agit.

Le produit peut se conserver jusqu'à 3 mois à la température ambiante.

Huile de massage pour les mains

Avoir de belles mains est un atout de beauté appréciable. L'huile de massage se prépare aisément et elle contient des huiles nourrissantes pour conserver un air de jeunesse aux mains fragiles.

Ingrédients

10 ml d'huile d'amande douce biologique

10 ml d'huile d'avocat biologique

10 ml d'huile de germe de blé

5 gouttes d'HE de citron (*Citrus limonum*)

5 gouttes d'HE de lavande officinale (*Lavandula officinalis*)

Mélanger les huiles végétales et les huiles essentielles dans une bouteille en verre teinté de 30 ml et laisser reposer une journée. Masser chaque doigt en allant des ongles vers la main.

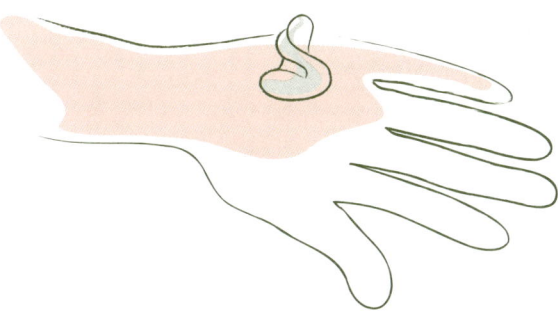

Bains, bombes et sachets aromatiques

« S'il y a une solution, pourquoi s'inquiéter ;
et s'il n'y en a pas, ça ne sert à rien non plus ! »

Matthieu Ricard, conférence « SOS Stress !
Y a-t-il une solution ? », septembre 2010

Les bains aromatiques à base de sels, d'huiles végétales, d'infusions et de décoctions de plantes médicinales représentent un complément parfait aux préparations de crèmes et de lotions. Ils permettent de profiter d'une pause agréable à l'heure du bain, tout en se relaxant dans une ambiance sereine et, pourquoi pas, romantique !

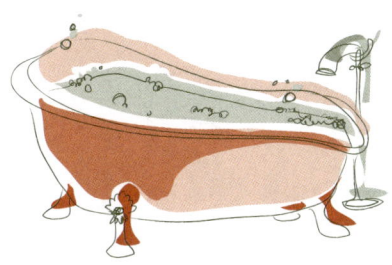

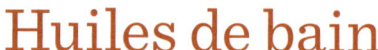

Huiles de bain

L'huile de bain convient particulièrement aux peaux sèches et sensibles. Elle est préparée à partir d'une huile végétale à laquelle s'unissent des huiles essentielles. Sa durée de vie est identique à celle de l'huile végétale choisie.

Verser l'huile de bain juste avant d'entrer dans la baignoire afin de conserver les propriétés volatiles des huiles essentielles. On agite le flacon avant chaque usage afin de disperser les huiles essentielles.

Les plastiques HDPE (polyéthylène haute densité), identifiés sous la bouteille, ne conviennent pas pour la conservation d'un produit à base d'huile auquel des huiles essentielles ont été ajoutées, car la réaction chimique qui se crée entre le plastique et les huiles va entraîner la dégradation de l'huile et la perte des huiles essentielles. Opter pour le plastique PET (ou PETE, polyéthylène téréphtalate) ou le verre, deux matériaux sûrs et de plus recyclables.

Huile de bain à la lavande

Ingrédients

100 ml d'huile d'olive pressée à froid, macérée aux fleurs de lavande
5 gouttes d'HE de lavande aspic (*Lavandula spica*)
3 gouttes d'HE de bergamote (*Citrus bergamia*)

Mesurer d'abord l'huile d'olive macérée aux fleurs de lavande et ajouter les huiles essentielles.

Utiliser environ 15 ml d'huile par bain et bénéficier des propriétés relaxantes et apaisantes de la lavande avant de tomber dans les bras de Morphée.

L'huile de bain se conserve à l'abri de la lumière dans une bouteille en verre teintée pour éviter sa détérioration. L'ajout d'une gélule de vitamine E protégera l'huile de l'oxydation et du rancissement.

D'autres jolies trouvailles peuvent égayer l'heure du bain :

» Macérer du romarin officinal (*Rosmarinus officinalis*) dans une bonne huile d'olive et ajouter 5 gouttes d'huile essentielle de romarin officinal (*Rosmarinus officinalis*) et 8 gouttes d'huile essentielle de géranium (*Pelargonium graveolens*) pour obtenir ainsi une huile de bain au romarin qui adoucira les peaux délicates.

» Une huile macérée aux fleurs de camomille romaine (*Chamaemelum nobile*) à laquelle sont ajoutées 5 gouttes d'huile essentielle de lavande officinale (*Lavandula officinalis*) et 10 gouttes d'huile essentielle de camomille romaine (*Chamaemelum nobile*), toutes deux calmantes et apaisantes avec leur bonne odeur florale, nourrissent la peau et traitent ses petits problèmes. Le végétal est une source d'inspiration inépuisable !

» Un hommage au citron avec des feuilles odorantes de mélisse officinale (*Melissa officinalis*) et de verveine citronnelle (*Aloysia citrodora*) macérées dans une bonne huile végétale additionnée de 10 gouttes d'huile essentielle de mélisse officinale (*Melissa officinalis*) reconnue pour ses propriétés relaxantes.

Laits de bain

Cléopâtre prenait certes plaisir à profiter des bains de lait de chèvre que ses esclaves lui fournissaient à volonté. Faute d'esclaves mais désirant prendre le bain cérémonieusement comme la célèbre reine égyptienne, utilisez des laits en poudre combinés à des sels et des flocons d'avoine moulus, tous des composants adoucissants.

Dans l'attente d'être transformé en lait de bain, le lait en poudre non instantané utilisé dans les préparations se conserve au réfrigérateur pour éviter qu'il ne surisse.

Lait de bain caprin

Ingrédients
250 ml de sel de mer
125 ml de bicarbonate de soude
50 ml de lait de chèvre en poudre
1 c. à soupe d'argile rose

Ingrédients facultatifs
1 c. à thé de poudre de racine d'iris
8 gouttes d'HE de bois de rose (*Aniba rosaeodora*)

Mélanger les ingrédients secs dans un bol en verre. Ajouter l'huile essentielle à la poudre de racine d'iris et bien amalgamer. Verser le mélange obtenu aux ingrédients secs et brasser avec un fouet.

Transvaser dans un pot en verre stérilisé et hermétiquement fermé. Si les huiles essentielles sont ajoutées, laisser macérer 12 heures dans le noir.

Utiliser environ 60 ml par bain pour conserver une peau souple et satinée dans un moment de bien-être.

Lait de bain aux effluves de citron

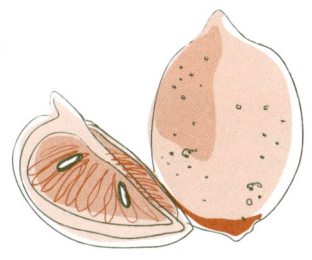

Ingrédients

60 ml de lait en poudre

60 ml de flocons d'avoine moulus finement

60 ml de sel d'Epsom

1 c. à soupe de zeste de citron

Verser tous les ingrédients dans un bol en verre et bien mélanger.

Ajouter 60 ml de la préparation bienfaisante à l'eau du bain et profiter de l'effet adoucissant procuré par le lait en poudre et l'avoine, de l'effet relaxant musculaire obtenu grâce au sel d'Epsom et de la touche citronnée rafraîchissante, efficace pour assurer une délicieuse détente sans pareille.

Lait de bain effervescent

Ingrédients

30 g de lait en poudre 3,5 %

25 g de sel de la mer Morte

25 g de sel d'Epsom

25 g de bicarbonate de soude

12 g d'acide citrique (15 ml)

2 gouttes d'HE de lavande officinale (*Lavandula officinalis*)

Réserver 1 c. à thé de bicarbonate dans un verre à mesurer de 30 ml.

Dans la baignoire, le plaisir des yeux s'ajoute aux bienfaits thérapeutiques procurés par des ingrédients de bonne qualité mélangés harmonieusement.

Dans un bol en verre, mélanger tous les ingrédients secs.

Ajouter l'huile essentielle de lavande officinale dans le bicarbonate de soude réservé, bien lier puis joindre aux ingrédients secs.

Verser le mélange au complet sous le robinet afin d'activer son effervescence.

Le lait de bain effervescent se conserve dans un pot hermétique.

Sels de bain

Les sels de bain régénèrent et nettoient les cellules cutanées tout en relaxant le système musculaire. Aromatisés aux fines herbes, ils seront, selon leur assemblage, anti-inflammatoires ou tonifiants.

Certains minéraux présents dans les sels ont aussi des effets thérapeutiques. Le sel d'Epsom, riche en sulfate de magnésium, extrait les substances toxiques, soulage les muscles endoloris et s'avère aussi être anti-inflammatoire.

Dans les recettes suggérées, les huiles essentielles sont facultatives car très puissantes. Elles ne sont pas anodines et il est préférable de les utiliser avec parcimonie.

Sels de bain aux fleurs de lavande

Un sel de bain à l'odeur de patchouli typique des années 1960. Le mélange exotique et floral de ce sel de bain possède des propriétés anti-inflammatoires dont bénéficie la peau.

Ingrédients

1 kg de sel de mer
20 à 30 g de fleurs de lavande séchées et moulues

Ingrédients facultatifs

10 ml de glycérine végétale
10 gouttes d'HE de lavande officinale (*Lavandula officinalis*)
5 gouttes d'HE de patchouli (*Pogostemon cablin*)
$\frac{1}{2}$ c. à thé de poudre de racine d'iris

Réduire les fleurs en poudre avec un mélangeur électrique ou un moulin à café.

Dans un bol en verre ou un sac en plastique hermétique, verser le sel et les fleurs moulues.

Si désiré, dans un autre contenant, intégrer les huiles essentielles à la poudre de racine d'iris. Verser dans la mixture précédente et mélanger en travaillant avec les mains.

Transférer dans un contenant en verre ou dans un sac en cellophane afin de préserver l'odeur.

Pour nettoyer le moulin à café après avoir moulu des fleurs, il suffit de broyer du riz cru.

Verser l'équivalent de 60 ml de sels dans la baignoire.

Quelques idées :

» Pour des variations sur le thème des sels et des fleurs, remplacer les huiles essentielles par des plantes fraîches comme le romarin officinal (*Rosmarinus officinalis*), la verveine citronnelle (*Aloysia citrodora*), la rose ou toute autre plante odorante et de culture simple. Certes, cela demande un peu plus de travail, puisque l'on doit cueillir les plantes au bon moment de la journée, mais y on gagne une relation avec le produit, le plaisir de le fabriquer, et l'on obtient un sel de qualité et un bien-être exceptionnel.

» Pour improviser un sel de bain violet qui se marie avec les fleurs de lavande, mesurer 10 ml de glycérine dans un verre à mesurer de 30 ml et ajouter environ ¼ c. à thé (ou selon l'intensité désirée) de pigment violet ultramarine, les HE et la poudre de racine d'iris. Bien mélanger et verser dans les sels en triturant les composants dans un sac en plastique hermétique ou dans un bol en verre.

Sels de bain pour les muscles endoloris

Ingrédients secs

350 g de bicarbonate de soude

250 g de sel de mer fin

250 g de sel d'Epsom

250 g de gros sel de la mer Morte (grain moyen)

Ingrédients facultatifs

10 ml de glycérine végétale

10 gouttes d'HE de lavandin grosso (*Lavandula burnatii*)

5 gouttes d'HE de verveine odorante (*Lippia citriodora*)

5 gouttes d'HE d'orange (*Citrus sinensis*)

$\frac{1}{2}$ c. à thé de poudre de racine d'iris

Remplir un grand sac en plastique hermétique ou un bol en verre avec les ingrédients secs.

Dans un verre à mesurer de 30 ml, mélanger la glycérine végétale, les huiles essentielles et la poudre de racine d'iris. Verser la mixture dans le sac et mélanger bien en pétrissant celui-ci.

Transvaser dans un pot en verre et intégrer environ 60 ml à l'eau du bain.

Les huiles essentielles de lavandin et de verveine odorante soignent les douleurs musculaires des sportifs. Elles sont calmantes et apaisantes, idéales en prévision d'un sommeil réparateur. En savourant tranquillement un bain d'une vingtaine de minutes, l'absorption des huiles essentielles par la peau est augmentée.

Sels de bain relaxant

Ingrédients

250 ml de sel d'Epsom

225 ml de sel de la mer Morte

1 c. à table d'argile verte

1 c. à thé d'huile de carotte

5 gouttes d'HE de romarin camphré (*Rosmarinus officinalis* CT Camphre)

Verser les sels et l'argile verte dans un bol et mélanger à l'aide d'un petit fouet afin de bien disperser l'argile dans les sels.

Verser les gouttes d'HE dans l'huile de carotte et ajouter au précédent mélange.

Ajouter environ 60 ml dans la baignoire pour décompresser, le temps d'un bain, et profiter des propriétés relaxantes des sels et de l'huile de romarin camphré. Détente musculaire et nuit calme assurées.

Sels de bain bleu-gris

Ingrédients

300 g de gros sel gris de Guérande
50 g de gros sel de mer
1 c. à thé de glycérine végétale
$\frac{1}{8}$ c. à thé de pigment bleu ultramarine
     ou selon l'intensité désirée

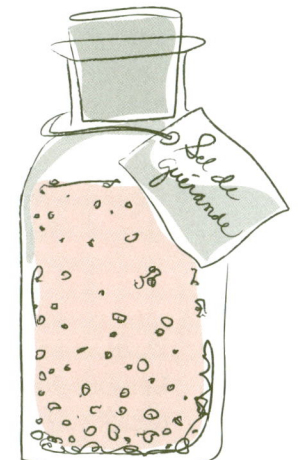

Dans un verre à mesurer de 30 ml, mélanger le pigment bleu et la glycérine.

Ajouter le mélange coloré dans le gros sel de mer blanc et amalgamer avec le dos d'une cuillère ou avec un fouet manuel afin de bien distribuer la couleur.

Dans un joli pot, disperser quelques grains de ce sel bleu avec le gros sel gris de Guérande ou alterner les couleurs en couches harmonieuses.

Utiliser environ 60 ml par bain.

La beauté du sel bleu-gris a beaucoup de charme et s'accompagne des vertus antiseptiques et purifiantes du sel gris de Guérande. Les ingrédients du quodtien deviennent des œuvres d'art !

Lotions pour le bain

Les lotions pour le bain se fabriquent avec des infusions concentrées de plantes médicinales relaxantes ou stimulantes, selon les besoins, auxquelles est ajouté du vinaigre de cidre pour stabiliser le produit. Les lotions pour le bain se conservent au frais environ un an.

Lotion pour le bain à la lavande

Ingrédients

500 ml d'infusion de lavande anglaise (*Lavandula angustifolia*)
100 ml de vinaigre de cidre biologique 8 %

Infuser les fleurs de lavande dans l'eau chaude, de 15 à 20 minutes. Lorsque l'infusion est refroidie, ajouter le vinaigre de cidre et verser dans l'eau de la baignoire.

Notes. La lavande anglaise est une vivace qui se cultive bien au jardin. La lotion peut également se préparer avec le thym, le romarin, la sauge, la marjolaine et d'autres fines herbes, selon l'inspiration et l'humeur du moment.

Les plantes peuvent être infusées seules ou en mélange. L'odeur n'en sera que plus agréable.

Bains aux plantes médicinales

Prendre un bain aux herbes médicinales équivaut à se glisser dans l'eau chaude de la baignoire où une tisane concentrée a été diluée. Les nombreuses terminaisons nerveuses des pieds et des mains permettent à l'ensemble du corps d'absorber la macération des plantes.

Le jardin s'invite dans la maison avec ses odeurs enivrantes. De plus, les bains réclament peu d'équipement pour un rendement appréciable. Pour préparer un bain aux plantes médicinales, infuser les plantes dans l'eau chaude, environ 20 minutes. Verser le concentré obtenu directement dans la baignoire (ou dans un récipient) à travers une passoire et profiter des vertus bienfaisantes des plantes choisies.

Au sortir du bain, il convient de s'envelopper d'un peignoir ou d'une serviette sans se frotter, de s'étendre 20 minutes ou encore pour la nuit afin de permettre au corps de transpirer et aux plantes médicinales d'agir.

Au lieu de verser une infusion dans la baignoire, les plantes peuvent être enfouies dans un sachet à tisane de 10 x 11 cm, spécialement conçu pour la baignoire, que l'on scelle avec un fer à repasser. Le laisser flotter à la surface de l'eau pour en humer les célestes effluves et utiliser le sachet pour tamponner doucement la peau. La pochette est réutilisable pour deux bains.

De même, il est possible de remplir de plantes médicinales des sachets de coton ou de toile cousus maison ou achetés en boutique, qui sont accrochés au robinet de façon à ce que l'eau chaude passe au travers des herbes. Pour obtenir l'effet d'une infusion, l'eau doit être très chaude quitte à ajuster avec l'eau froide. Le sachet de coton est lui aussi réutilisable.

Bain énergisant aux plantes

Ingrédients

1 litre d'eau chaude

60 ml de romarin officinal (*Rosmarinus officinalis*)

60 ml de thym vulgaire (*Thymus vulgaris*)

125 ml de calendula officinal (*Calendula officinalis*)

Ingrédient facultatif

125 ml de sarriette annuelle (*Satureja hortensis*)

Infuser les plantes fraîches pendant 20 minutes dans l'eau chaude. Filtrer et verser l'infusion dans l'eau chaude de la baignoire.

Nul besoin d'ajouter des huiles essentielles, car elles sont incluses naturellement dans l'infusion. Si des plantes séchées sont utilisées, réduire de moitié la quantité demandée.

Avec le thym et le romarin, ces quelques minutes d'intimité vont émoustiller les facultés intellectuelles, et permettre de reprendre avec entrain les activités de lecture ou d'écriture.

La sarriette annuelle (*Satureja hortensis*) peut compléter et parfumer agréablement le bain par ses vertus toniques et stimulantes. Elle est de culture facile et se ressème le printemps suivant.

Bain aux fleurs de tilleul
Ingrédients
1 litre d'eau
250 ml de fleurs de tilleul (*Tillia americana*)
60 ml de thym vulgaire (*Thymus vulgaris*)

Préparer une infusion concentrée en jetant les fleurs de tilleul, écloses en juillet, et les tiges de thym vulgaire dans l'eau froide et amener à frémissement. Infuser une vingtaine de minutes, passer et ajouter à l'eau du bain.

Joindre 100 g de sel d'Epsom, un relaxant musculaire qui possède ses lettres de noblesse, que le corps appréciera sans nul doute !

Toujours au gré des fantaisies du moment, pour varier et agrémenter le rite d'un bain de plantes, une grosse poignée de fleurs de camomille romaine (*Chamaemelum nobile*) infusée dans un litre d'eau chaude libérera une atmosphère de quiétude. Et pour compléter la détente tant recherchée, déguster une tisane de camomille romaine tout en « lâchant prise », comme le veut l'expression à la mode !

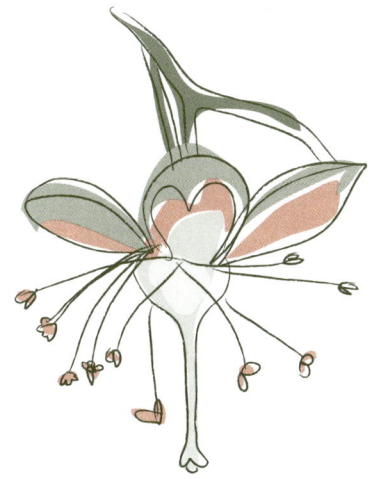

Bombes effervescentes

*« Un sourire coûte moins cher que l'électricité
et donne autant de lumière. »*

Bienheureuse Mère Teresa

Les bombes effervescentes sont un mélange d'ingrédients secs et liquides qui produit une effervescence dans la baignoire, amusant les enfants et réconfortant les grands. Les bombes effervescentes adoucissent, nettoient et hydratent la peau.

Elles sont fabriquées dans un moule à savon ou un moule sphérique spécialement conçu à cet effet. De même, un bac à glaçons, une cuillère à crème glacée, une cuillère parisienne ou une boule de Noël en plastique sectionnée en deux peuvent servir de moules pour façonner les bombes effervescentes, de la taille d'un morceau de sucre à celle d'une grosse boule de crème glacée. Très en vogue actuellement, elles en font voir de toutes les couleurs à l'heure du bain. Procéder en compressant fortement la préparation dans le moule. Quand la mixture est prête, il faut travailler rapidement. Plus elles sont compressées fermement, plus les bombes dureront et leur effervescence sera vigoureuse. Démouler et laisser sécher à l'air libre 24 heures avant de les utiliser ou de les empaqueter. Pour accélérer le séchage, il est possible de mettre les bombes au four une dizaine de minutes, à la plus basse température.

Pour fabriquer des bombes rondes, remplir les deux moitiés du moule en forme de boule avec la préparation. Compresser, puis ajouter un peu du mélange sur le dessus de chaque moitié. Presser à nouveau fermement (sans tourner) les deux moitiés ensemble. Démouler délicatement et laisser sécher.

Avant de compacter la préparation, il est possible d'ajouter, au fond du moule, des herbes séchées comme des pétales de roses, des ligules de calendula, des feuilles de menthe émiettées ou de légères décorations de papier. Des petites étoiles collées sur la bombe décoreront de façon amusante le produit final.

Pour obtenir un effet visuel impressionnant, il suffit de remplir le centre de la bombe de quelques pétales de roses qui se disperseront à la surface de l'eau pendant l'effervescence. Un peu d'extravagance pour un bain exceptionnel !

Si des huiles essentielles sont ajoutées aux composants d'une bombe effervescente, elles flotteront à la surface de l'eau et certaines d'entre elles pourraient provoquer des irritations, voire des brûlures cutanées. Pour éviter ces désagréments, ajouter à la recette initiale un composant gras (un dispersant), environ 1 c. à soupe pour 250 ml d'ingrédients secs, tel que l'huile de carotte, l'huile d'amande douce ou une autre huile végétale, du beurre de karité, du beurre de cacao fondu ou du lait en poudre avec un pourcentage de gras.

Il est important de pouvoir se référer à un ouvrage bien documenté sur les huiles essentielles afin de connaître celles qui peuvent s'utiliser en application topique ou directement sur la peau sans risque.

Bombe pour le bain
Pour deux bombes effervescentes

Ingrédients
75 ml de bicarbonate de soude
40 ml d'acide citrique
40 ml de fécule de maïs
Eau d'hamamélis en vaporisateur

Ingrédients facultatifs
3 gouttes d'HE de bois de rose (*Aniba rosaeodora*)
$1/4$ c. à thé de pigment naturel rose ultramarine

Réserver 15 ml de bicarbonate dans un verre à mesurer de 30 ml.

Dans un bol, mélanger ensemble l'acide citrique, la fécule de maïs et le bicarbonate de soude.

Dans le verre doseur, mixer l'huile essentielle et le pigment au bicarbonate de soude. Ajouter aux ingrédients secs en mélangeant soigneusement.

Vaporiser de quelques jets d'eau d'hamamélis et mélangez bien.

Continuer d'ajouter, petit à petit, des jets d'eau d'hamamélis sans cesser de brasser. Cependant attention à ne pas en mettre trop à la fois, car l'effervescence va s'activer dans la préparation et l'effet de la bombe sera perdu.

Après quelques minutes de vaporisation, la préparation devrait être humide. Elle est prête à être moulée lorsqu'en la pinçant entre les doigts elle prend la forme d'une galette.

Compacter la préparation dans les moules choisis. Démouler immédiatement ou laisser reposer 20 minutes.

Au moment de s'immerger dans la baignoire, on ajoute la bombe effervescente.

L'eau d'hamamélis est pétillante, anti-inflammatoire et astringente.

Sachets aromatiques

*« La conservation, la restauration et la saine gestion
du capital naturel sont incompatibles
avec le jeu de la grandeur aimé des nations. »*

(**Pierre Lieutaghi**, *L'Environnement végétal*, p. 290)

Les sachets aromatiques suggèrent la nature dans la baignoire ou rafraîchissent en embaumant les armoires et les tiroirs.

Les sels de mer, les plantes médicinales fraîches ou séchées et les huiles essentielles, toujours facultatives, sont des ingrédients de base auxquels sont associés des ingrédients secs qui serviront à élaborer des sachets aromatiques pour le bain.

Si on désire utiliser les huiles essentielles en toute sécurité, il est important de se référer à un ouvrage sérieux d'aromathérapie, la science des essences et des huiles essentielles.

L'imagination et l'originalité permettront de fabriquer des produits uniques et personnalisés. Entre autres composants secs, le lait en poudre non instantané, les flocons d'avoine moulus finement, le son des céréales, l'amande et la graine de tournesol moulue, le bicarbonate de soude, la moutarde en poudre et les zestes d'agrume séchés et moulus seront des atouts naturels pour un bain traitant.

Ensacher les composants soit dans des grands sachets à tisane de 10 x 11 cm, soit dans des pochettes de coton ou de mousseline, faites maison ou du commerce, prêts à être infusés dans la baignoire. Ces sachets sont réutilisables et ne se déchirent pas. Les pochettes de coton sont recyclables pour le thé, les tisanes ou pour recevoir des herbes antimites qui parfumeront agréablement les armoires.

Il est possible de fabriquer des sachets à infuser pour les bains de mains, de pieds ou pour un bain complet. En général, un sachet pour les mains contient des produits de la rose (pétales, boutons et huiles essentielles) qui soulagent, nourrissent et protègent les mains sèches, tandis qu'un sachet pour les pieds renferme des produits de la menthe poivrée, antibactérienne et rafraîchissante. Dans les deux cas, de l'argile rose ou verte sera un excellent complément pour garnir le sachet.

Il est assez facile d'imprimer un logo ou un dessin sur les sachets de coton. Il suffit de numériser l'image, de la redimensionner selon la grandeur du sachet et, à l'aide d'un calque vendu dans les magasins spécialisés, transférer l'image avec le fer à repasser. Original, simple et fantaisiste, de quoi séduire l'artisan qui sommeille en chacun de nous !

Bain calmant en sachet

Ingrédients

30 ml de fleurs de lavande (*Lavandula officinalis*)
30 ml de fleurs de camomille romaine (*Chamaemelum nobile*)
30 ml de fleurs de calendula (*Calendula officinalis*)
30 ml de feuilles de menthe poivrée (*Mentha piperita*)
250 ml de flocons d'avoine

Mélanger tous les ingrédients dans un bol en verre. Comme les flocons d'avoine gonflent dans l'eau, ne remplir les sachets qu'à la moitié de leur capacité.

Laisser le sachet flotter dans la baignoire ou l'attacher sous le robinet afin que l'eau chaude l'infuse en coulant. Les flocons d'avoine font partie des impératifs d'un bain adoucissant, car ils soignent les peaux irritées. Détente assurée !

Bain de jeunesse ensaché

Oubliez les soucis en infusant un sachet d'herbes de jeunesse dans la baignoire. Laissez-vous tremper une vingtaine de minutes et, après l'immersion, enveloppez-vous d'un peignoir pour relaxer et profiter des bienfaits du bain.

Ingrédients

250 ml d'aiguilles de romarin officinal (*Rosmarinus officinalis*)
125 ml de feuilles de sauge officinale (*Salvia officinalis*)
125 ml de fleurs de calendula officinal (*Calendula officinalis*)

Ingrédients facultatifs

3 gouttes d'HE de romarin officinal (*Rosmarinus officinalis*)
10 ml d'huile végétale

Mettre les plantes dans un bol en verre, mélanger.

Si désiré, dans un verre à mesurer de 30 ml, mixer l'huile essentielle et l'huile végétale.

Intégrer les huiles essentielles aux mélanges de plantes et transférer dans des sachets de coton.

Sachet de bain au lait de chèvre

Le lait de chèvre en poudre a une action bienfaisante sur la peau en l'hydratant et en la revitalisant, tandis que le bicarbonate de soude adoucit l'eau.

Ingrédients

250 g de lait de chèvre en poudre
100 g de bicarbonate de soude
15 g de fleurs de lavande séchées et moulues

Ingrédients facultatifs

10 gouttes d'HE de lavande bulgare (*Lavandula bulgaria*)
2 gouttes d'HE de géranium (*Pelargonium graveolens*)
$^1/_8$ c. à thé de poudre de racine d'iris

Mélanger le lait de chèvre, le bicarbonate et les fleurs de lavande moulues dans un pot en verre.

Dans un verre à mesurer de 30 ml, lier les huiles essentielles avec la poudre de racine d'iris et ajouter aux ingrédients secs. Laisser reposer 24 heures.

Remplir 5 grands sachets à tisane (10 x 11 cm) et sceller avec le fer à repasser. Les sachets sont réutilisables une deuxième fois pour le bain.

Sachet de bain réconfortant pour le corps et l'esprit

Ingrédients

50 ml de sel de mer fin
50 ml de lait en poudre
25 ml de sel d'Epsom
25 ml de fleurs séchées de camomille romaine
(*Chamaemolum nobile*)
25 ml de feuilles de mélisse officinale (*Melissa officinalis*) séchées

Ingrédients facultatifs

2 gouttes d'HE de mélisse officinale (*Melissa officinalis*)
$1/8$ c. à thé de poudre de racine d'iris

Dans un pot en verre hermétique, mélanger le sel de mer, le lait en poudre et le sel d'Epsom.

Lier la poudre de racine d'iris à l'huile essentielle de mélisse officinale et incorporer aux ingrédients secs en secouant le pot légèrement. Laisser imbiber une nuit.

Remplir deux sachets de coton à moitié et compléter en ajoutant les plantes séchées. Attacher un sachet de coton sous le robinet de la baignoire de façon à ce que l'eau chaude coule directement à travers le mélange et jouir des propriétés nettoyantes des sels, adoucissantes du lait en poudre et calmantes des fleurs de camomille. L'huile essentielle de mélisse officinale, quant à elle, possède un effet sédatif, antispasmodique, et favorise le sommeil.

Sachet de bain rosat

Ingrédients

100 g de lait de chèvre en poudre

25 g de flocons d'avoine

25 g d'argile rose

10 g de pétales de roses séchés

5 gouttes d'HE de bois de rose (*Aniba rosaeodora*)

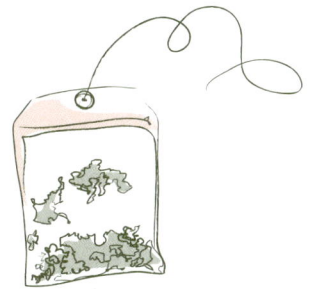

Ingrédient facultatif

$1/8$ c. à thé de poudre de racine d'iris

Moudre ensemble le lait de chèvre, les flocons d'avoine, l'argile rose et les pétales de roses séchés dans un mélangeur électrique. Une fois les ingrédients moulus finement, ajouter l'huile essentielle et laisser reposer une nuit dans un pot hermétique.

Transvaser dans un joli pot décoratif et, à l'heure du bain, remplir à moitié un sachet de coton et l'accrocher sous le robinet de façon que l'avoine se gorge d'eau et que les pétales de roses relâchent leur merveilleux parfum.

 L'avoine exerce une action bienfaisante sur les peaux sèches et calme les démangeaisons.

Les bonnes
odeurs de plantes
chez soi

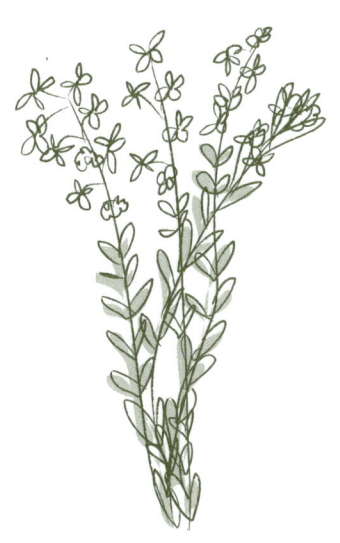

Vaporisateurs

Le vaporisateur artisanal, qu'il soit pour parfumer la maison, anti-moustique ou antipuce, est un choix sain et écologique pour l'environnement. De confection simple, il permet d'élaborer des concepts uniques à vaporiser selon les occasions.

Vaporisateur pour la maison

Ingrédients

70 ml de vodka

30 ml d'eau

15 gouttes d'HE d'orange (*Citrus sinensis*)

10 gouttes d'HE de lavande officinale (*Lavandula officinalis*)

2 gouttes d'HE de géranium (*Pelargonium asperum*)

Ingrédient facultatif

25 gouttes de polysorbate 20

Verser les ingrédients dans un contenant en verre et laisser macérer une semaine à la noirceur. Transvaser dans des bouteilles en verre teinté munies d'un vaporisateur et brasser avant chaque usage afin de disperser les huiles essentielles.

Autres suggestions de mélanges fort agréables : orange et vanille, lavande et patchouli, menthe et eucalyptus, orange et ylang-ylang.

Vaporisateur pour chien et chat

Ingrédients

100 ml de vodka ou de vinaigre de cidre

50 ml d'eau

10 gouttes d'HE de lavande officinale (*Lavandula officinalis*)

5 gouttes d'HE d'eucalyptus (*Eucalyptus globulus*)

5 gouttes HE de menthe poivrée (*Mentha piperita*)

Mélanger les liquides et les huiles essentielles et garder à la noirceur pendant une semaine.

Verser dans une bouteille teintée et ajuster un vaporisateur. Brasser avant chaque usage.

Vaporisateur pour les amoureux de la nature

Ingrédients

350 ml de vodka

150 ml d'eau

30 gouttes d'HE de citronnelle (*Cymbopogon nardus*)

10 gouttes d'HE de géranium (*Pelargonium asperum*), 10 gouttes d'HE d'eucalyptus (*Eucalyptus globulus*) et 10 gouttes d'HE de lavande officinale (*Lavandula officinalis*)

Mélanger les ingrédients et macérer une semaine à la noirceur. Transvaser dans une bouteille teintée munie d'un vaporisateur. Agiter avant chaque usage pour disperser les huiles essentielles dans le liquide.

Les huiles essentielles choisies sont des répulsifs à insectes. Si l'odeur de la verveine des Indes (*Cymbopogon flexuosus*) ou du bois de cèdre (*Thuja occidentalis*) semble plus enivrante, remplacer les huiles essentielles proposées par vos insectifuges préférés.

Lors d'une promenade en forêt, une heure vient de s'écouler quand les moustiques attaquent de nouveau. Vaporiser alors sur le corps le mélange antimoustique et continuer l'expédition pour une heure de sérénité supplémentaire.

Attention à ne pas utiliser les huiles essentielles de zeste d'agrumes, car elles sont photosensibilisantes et peuvent ainsi provoquer des dermatites lorsque le corps est exposé au soleil.

Vaporisateur « Eau de linge »

L'eau de linge est utilisée avant et après le repassage, en brume sur les vêtements, sur la literie au moment du coucher ou pour accueillir les invités dans leur chambre d'hôte.

Ingrédients

750 ml d'eau
250 ml de vodka
20 gouttes d'HE de lavande officinale (*Lavandula officinalis*)
15 gouttes d'HE de patchouli (*Pogostemon cablin*)

Mélanger les composants et laisser macérer une semaine à la noirceur. Il est possible de congeler la macération pendant 24 heures, afin de fixer l'odeur.

Pour éviter de tacher les vêtements avec une huile essentielle foncée, épurer la préparation avec un filtre à café qui absorbera l'huile. Si son odeur vous rappelle de mauvais souvenirs, remplacez le patchouli par l'orange ou la menthe poivrée ou encore créez un arôme unique qui réjouira le sens olfactif.

La création possède un côté libérateur qu'il ne faut pas hésiter à exploiter, car l'étude et les découvertes contribuent à l'épanouissement personnel en vue du bien commun. Elle fait appel au savoir-faire de l'amateur amoureux des produits cosmétiques cuisinés chez soi.

Sachets odorants

Sachet odorant pour les tiroirs

Ingrédients

125 ml de feuilles de verveine odorante séchées (*Aloysia citrodora*)

125 ml de fleurs de lavande officinale anglaise séchées (*Lavandula angustifolia*)

60 ml de feuilles de menthe poivrée séchées (*Mentha piperita*)

20 gouttes d'HE de lavande officinale (*Lavandula angustifolia*)

5 gouttes d'HE de menthe poivrée (*Mentha piperita*)

$^1/_2$ c. à thé de poudre de racine d'iris

Dans un bol en verre, mélanger les végétaux.

Verser les huiles essentielles dans un verre à mesurer de 30 ml et incorporer la poudre de racine d'iris.

Unir les plantes aux huiles essentielles en brassant délicatement, recouvrir d'une pellicule de plastique et laisser macérer 24 heures à la noirceur.

Remplir des sachets de coton et placer dans les tiroirs ou les armoires pour parfumer les vêtements.

Sachet antimite

Ingrédients

500 ml de fleurs de lavande anglaise séchées (*Lavandula angustifolia*)

500 ml de sommités fleuries de tanaisie vulgaire, séchées (*Tanacetum vulgare*)

20 gouttes d'HE de lavande officinale (*Lavandula angustifolia*)

1 c. à thé de poudre de racine d'iris

Mettre les fleurs séchées dans un saladier.

Dans un petit verre doseur, mélanger l'huile essentielle à la poudre de racine d'iris et incorporer dans les fleurs séchées.

Garnir des sachets de coton et disposer entre les chandails de laine et dans les boîtes à vêtements.

La lavande et la tanaisie ont toutes deux des propriétés insectifuges et embaumeront agréablement les tiroirs. Si l'odeur se dissipe, il suffit de pétrir légèrement le sachet pour raviver le parfum agréable de la lavande.

Sachet de cèdre

Ingrédients
1 litre de feuillage de cèdre (*Thuja occidentalis*) haché
4 c. à soupe de poudre de racine d'iris

Ingrédient facultatif
15 gouttes d'HE de cèdre (feuilles et rameaux) du Canada (*Thuja occidentalis*)

Mettre le feuillage de cèdre dans un saladier. Puis, mélanger la poudre de racine d'iris avec l'huile essentielle de cèdre et ajouter le tout au feuillage de cèdre en brassant délicatement.

Transférer dans un bocal en verre et laisser reposer 3 semaines. Ensacher et déposer dans les armoires ou suspendre à l'aide d'un ruban dans la garde-robe où, tout en protégeant les vêtements des mites, ils dégageront une suave odeur boisée.

Sans ajout d'huile essentielle, il suffira de verser directement la poudre de racine d'iris sur le feuillage et de brasser afin de la disperser sur les feuilles de cèdre.

Sachet épicé

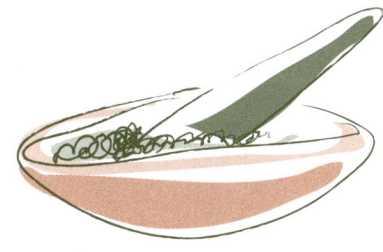

Ingrédients

20 g de grains de poivre noir et rose

20 g de clous de girofle

20 g de poudre de cannelle

20 g de poudre de racine d'iris

10 gouttes d'HE de cannelle (*Cinnamomum verum*)

5 gouttes d'HE d'orange (*Citrus sinensis*)

5 gouttes d'HE de lavande vraie (*Lavandula angustifolia*)

100 g de feuilles d'eucalyptus émiettées

À l'aide d'un pilon et d'un mortier, piler les épices, ajouter la poudre de racine d'iris et les huiles essentielles.

Mélanger les feuilles d'eucalyptus aux épices, transférer dans un pot en verre et laisser reposer 3 semaines dans un endroit sombre.

Une fois la macération terminée, remplir des sachets de coton décorés en vous inspirant de l'arôme chaud et épicé du contenu et les disperser dans la maison ou dans la voiture..

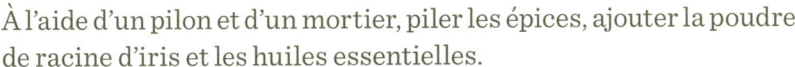

Le genre Eucalyptus comprend 600 espèces différentes de sorte que les feuilles émiettées de la recette seront celles trouvées chez votre source d'approvisionnement. Elles serviront tout simplement de remplissage.

 La poudre de racine d'iris fixe aussi les huiles essentielles des épices.

Savons

« *Ainsi, celui qui connaît la paix intérieure*
n'est pas plus brisé par l'échec qu'il n'est
grisé par le succès. »

(**Matthieu Ricard**, *Plaidoyer pour le bonheur*, p. 18)

Le savon est un produit cosmétique qui nettoie et mousse. Il se compose essentiellement d'un savant mélange de matières grasses, d'eau, de soude caustique (NaOH) ou de potasse (KOH). À cette base, des composants sont ajoutés pour conférer au savon des propriétés supplémentaires : soignantes ou odorantes, moussantes ou détachantes. Le savon artisanal lave très bien tout en étant doux.

Quelques 2 à 3 millénaires av. J.-C., les Sumériens (au sud de l'Irak) fabriquaient une pâte savonneuse à base d'huile, d'argile et de cendre. Cette pâte est fort probablement à l'origine du savon d'Alep, apparu vers 2 000 ans av. J.-C. De composition très simple : huile d'olive, huile de baies ou de feuilles de laurier et soude végétale, le savon d'Alep serait le plus vieux savon connu. Il est d'ailleurs l'ancêtre de nombreux savons durs, dont celui de Marseille. Le savon de Marseille, fabriqué avec de l'huile d'olive, de l'eau et des cendres, remonte à l'Antiquité. Au Moyen Âge, il acquiert ses lettres de noblesse, à la Renaissance sa fabrication s'accélère pour enfin atteindre son apogée au XIXe siècle. Aujourd'hui, il reste un excellent savon naturel et biodégradable.

La matière première du savon étant l'huile d'olive et des agents alcalins (cendres de bois de hêtre), il était normal que son industrie se soit développée dans des régions méditerranéennes riches en oliveraies comme la Syrie et la Provence.

La fabrication du savon fut grandement facilitée avec la découverte de Nicolas Leblanc (qui, en 1791, a extrait la soude caustique à partir du sel de mer et non plus des cendres) et celle de la saponification (opération par laquelle un corps gras se transforme en savon), puis avec l'utilisation de nouvelles huiles comme l'huile de palme ou de noix de coco.

Le savon a sans doute été découvert par un esprit attentif et de manière très simple : un gras de cuisson rencontre de la cendre de bois et un savon est fabriqué. Un exemple concret susceptible d'illustrer cette découverte est la cuisson du bœuf haché, en camping, dans une poêle avec du gras (beurre ou huile) sur un feu de bois. Après la cuisson, pour nettoyer la poêle graisseuse, frotter celle-ci avec de la cendre de bois provenant du feu, verser de l'eau sur le mélange et la poêle sera lavée avec un savon « fait camping ». En effet, la cendre produit une réaction chimique, la saponification. Dans le procédé de fabrication artisanale du savon, la soude caustique, une solution alcaline, tient le même rôle que la cendre.

Au Québec, de nombreuses savonneries artisanales s'épanouissent depuis quelques années et occupent une place de choix sur le marché, bénéficiant de l'intérêt démontré par le consommateur pour les productions locales et surtout pour des produits naturels et de qualité supérieure.

Pourquoi le savon lave-t-il ?

Les molécules de savon s'agglomèrent entre elles pour former des micelles composées « d'une tête et d'une queue ». Elles sont amphiphiles, c'est-à-dire qu'une partie, « la tête », est hydrophile et qu'une autre partie, « la queue », est lipophile.

En déposant une goutte d'eau savonneuse sur la main, l'ajout des micelles et le frottement font que leurs « têtes » étendent l'eau et que leurs « queues » dissolvent le gras ou la saleté de la main. Après le rinçage à l'eau, la main est nettoyée.

Le savon est un tensioactif et produit inévitablement de la mousse à la surface de l'eau savonneuse quand celle-ci est agitée. La nature chimique des molécules de savon favorise la formation de bulles. Contrairement à ce que l'on croit, la mousse n'a rien à voir avec le pouvoir nettoyant du savon. L'impression que plus un savon mousse, plus il est efficace est davantage psychologique et certainement favorisée par la publicité. Cependant, une belle mousse soyeuse apporte un côté agréable et l'ajout d'huile de noix de coco en petite quantité contribue efficacement à sa formation.

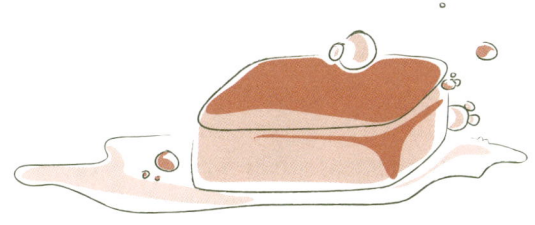

La fabrication du savon

Les savons d'origine purement végétale sont une solution naturelle et il est possible de les fabriquer chez soi avec peu d'équipement, mais beaucoup de prudence.

La méthode à froid

Généralement utilisée pour fabriquer du savon maison, elle consiste à mélanger des huiles et des gras (l'acide) chauffés légèrement avec une certaine quantité de soude caustique (la base ou l'alcali) et de l'eau. Une fois les gras fondus, le processus à froid ne requiert plus d'apport extérieur de chaleur, puisqu'il survient une réaction qui produit de la chaleur. Le savon obtenu par cette méthode est riche en glycérine. La réaction chimique de la soude et d'un corps gras est réalisée par la saponification. Le processus à froid retient naturellement la glycérine à l'intérieur du savon et rend le produit final plus hydratant.

La méthode à chaud

La méthode à chaud est employée par les entreprises artisanales et les grandes compagnies parce qu'elle permet de produire de grandes quantités de savon. La cuisson de la pâte accélère la saponification. Le savon n'a pas besoin d'être séché plusieurs semaines, car la soude caustique a effectué son travail durant la cuisson et l'eau s'est évaporée en bouillant.

La méthode à chaud consiste à transférer la pâte, rendue au stade de la trace (voir pages 207-208), dans une mijoteuse ou dans un bain-marie et à continuer la cuisson environ une heure et demie à deux heures à couvert ou jusqu'à la complète saponification. Quand la consistance est épaisse et transparente, les extra sont ajoutés puis la pâte est versée dans les moules.

Il n'y a pas de période d'incubation et le savon ainsi neutralisé n'a aucun effet sur les huiles essentielles (la quantité à ajouter est moindre que dans le processus à froid pour l'obtention d'une intensité olfactive équivalente), sur les fleurs ou sur les pigments qui resteront constants.

Attendre quelques heures avant de démouler. Le savon est prêt pour un usage immédiat.

Pour vérifier le pH du savon, à l'aide d'un papier pH vendu chez le fournisseur de produits pour fabriquer des cosmétiques, mouiller légèrement la surface du savon et placer le papier pH dans l'eau savonneuse. Le résultat devrait se situer autour de 9,5. Même si une peau normale a un pH de 6,5, elle retrouve son pH initial en quelques minutes et c'est grâce à cette différence que le savon est efficace.

Les savons des grandes industries savonnières, fabriqués selon la méthode à chaud, sont tous « déglycérénés ». La glycérine ainsi retirée du savon devient un sous-produit de la savonnerie, vendue séparément et à bon prix.

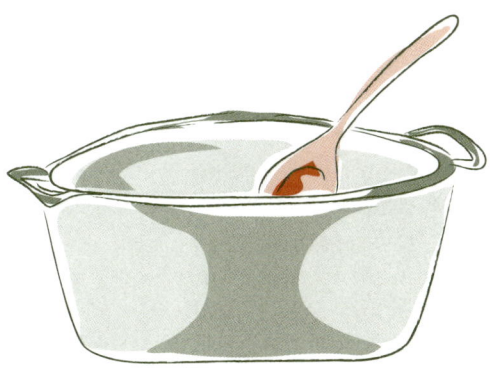

Les principaux ingrédients qui composent le savon

Soude caustique

Au siècle dernier, les savonniers artisanaux fabriquaient avec de la cendre de bois leur soude caustique, connue aussi sous les vocables de « lessive » ou de « caustique ». Dans un tonneau, on alternait cendre de bois, gravier et paille, puis on laissait couler l'eau de pluie au travers, ce qui produisait une solution caustique. Aujourd'hui, la soude caustique, ou hydroxyde de sodium, est fabriquée en laboratoire par une technique d'électrolyse du chlorure de sodium (sel). La fabrication du savon demande certaines précautions puisque l'hydroxyde de sodium est un produit chimique corrosif.

La manipulation de la soude caustique

La fabrication du savon demande certaines précautions, car la soude caustique ou hydroxyde de sodium est un produit chimique corrosif et caustique. Voici donc quelques conseils pour faciliter la manipulation de la soude caustique.

» La soude réagit avec certains matériaux tels que l'aluminium, le zinc, le cuivre, le fer, le téflon et l'étain. Il est possible de préparer du savon dans un chaudron en aluminium, mais la soude le corrodera et à la longue il finira par se perforer. Les récipients adéquats pour travailler avec la soude caustique sont les plats en verre de bonne qualité ou en pyrex, en fonte émaillée, en acier inoxydable ou en plastique épais. Mieux vaut choisir un contenant large et suffisamment profond pour travailler aisément. Les spatules en silicone conviennent très bien pour brasser la soude caustique. Les cuillères de bois seront rongées par l'action corrosive de la soude et devront être remplacées fréquemment.

» La soude caustique peut décaper la peinture ou abîmer le meuble sur lequel elle est mélangée. Nettoyer immédiatement toute goutte du savon fraîchement brassé et protéger le support sur lequel le savon est fabriqué.

» Il faut manipuler la soude caustique avec précaution et porter des lunettes et des gants pour éviter tout contact avec les yeux et la peau. En effet, le mélange caustique de l'eau avec la soude cause des brûlures graves s'il entre en contact avec la peau, tandis que la soude caustique seule occasionne une démangeaison puis une brûlure due à sa propriété hydrofuge en cherchant l'humidité de la peau pour réagir. Si le mélange d'eau et de soude éclabousse les mains, il faut les rincer immédiatement avec du vinaigre blanc, dont l'acidité neutralise l'effet de la soude caustique, puis sous l'eau courante, au moins 20 minutes, et il serait plus prudent de consulter un médecin. Si la soude peut brûler la peau, imaginez les dommages qu'elle peut causer aux yeux. Voilà pourquoi il est important de porter des lunettes durant le processus de fabrication du savon.

» Les vapeurs dégagées lorsque la soude entre en contact avec l'eau peuvent incommoder les personnes sensibles, mais elles ne sont pas toxiques. Préparer donc le mélange dans une pièce ventilée, sous la hotte de la cuisinière ou près d'une fenêtre ouverte ou effectuer le mélange dehors sans hésiter à porter un masque ou un foulard qui protégera la bouche et le nez.

» Ranger le contenant de soude dans une armoire fermée à clé, hors de la portée des enfants, tout comme les huiles essentielles.

» Le travail doit être ordonné, se faire dans le calme et la joie, de manière à réussir la fabrication du savon.

Pourquoi le savon ne brûle-t-il pas la peau ?

Le savon ne brûle pas la peau (à condition qu'il soit séché) malgré la présence de la soude qui est corrosive, grâce à la saponification, une réaction chimique qui a lieu entre l'eau, la soude et les gras et qui transforme la soude en savon et en glycérine. Si le savon doit être étiqueté, omettre la précision : « hydroxyde de sodium », car il n'en reste plus dans le savon une fois que celui-ci a séché.

Dans le chaudron, l'eau dissout et sépare la soude caustique en deux parties, soit en ions Na$^+$ et OH$^-$. Cette réaction est appelée hydrolyse. L'ion OH- réagit avec le gras (acide gras) et forme le savon (carboxylate) et de la glycérine (glycérol). Cette réaction est catalysée par la chaleur dégagée par la soude caustique. Tous les gras solides ou liquides contiennent des acides gras. La réaction chimique se poursuit tout au long des semaines de séchage. Ainsi, après le temps de séchage requis, il n'y a plus de soude caustique dans le savon puisqu'elle a été utilisée totalement durant la réaction de saponification.

La réaction chimique de la saponification

soude caustique (NaOH) + eau (H^{2}O) + gras + chaleur
= savon + glycérine

Il est important de bien doser soude et gras pour favoriser une réaction complète qui donnera un pain de savon doux et biodégradable.

Eau et liquides

L'eau est le principal ingrédient du savon, car la réaction chimique qui se produit dépend de sa qualité.

L'eau du robinet, à condition qu'elle soit douce et faible en minéraux, convient. L'eau embouteillée et l'eau de source ne conviennent pas en raison de leur forte teneur en minéraux. Les minéraux de l'eau réagissent avec la soude et celle-ci « n'a plus assez de force » pour réagir avec les gras. Il en résulte un savon cassant qui s'effrite lorsqu'il est sec. On compte entre 35 et 40 % de liquide dans une recette de savon.

Pour tripler ou quintupler une recette de savon, il faut multiplier par trois ou cinq les quantités de gras et de soude, mais pas celle de l'eau. Pour calculer la quantité d'eau requise pour une recette quelconque, suivre l'équation suivante :

Quantité d'eau = poids de gras x **0,38 (38 %)**

Plusieurs composants liquides, tels les laits de vache, d'ânesse, de brebis, de jument ou de chèvre, s'intègrent dans une recette de savon. Ils apportent une douceur supplémentaire au savon grâce à leur apport additionnel en gras. Pour cela, il faut les choisir riches en gras.

Le savon au lait entier aura toujours une belle couleur ambrée parce qu'il contient, entre autres, du bêta-carotène, le colorant orange de la carotte. Si le coût de l'approvisionnement en lait empêche la fabrication d'un savon, le fait d'en acquérir en grande quantité et de le congeler est une solution présentant un bon rapport qualité-prix.

Les laits de soya, de riz, d'avoine et d'amande sont aussi des liquides intéressants pour fabriquer du savon. Il est aisé d'en préparer soi-même et de fort bonne qualité, dans un esprit écologique.

L'utilisation des tisanes est inadéquate, car les propriétés actives des plantes seront perdues à cause de la causticité de la soude. Pour varier, on peut mélanger eau et lait, eau et jus de fruits ou jus de légumes. Le jus de carotte donne une belle couleur orangée au savon, le jus de betterave une couleur brunâtre.

À la fin du processus de saponification, l'eau s'est évaporée, mais le lait laisse un surplus de gras dans le savon.

Gras et huiles
Le gras utilisé dans la fabrication du savon peut être animal ou végétal.

Huile d'olive
La meilleure huile est sans contredit l'huile d'olive. Elle est nettoyante, nourrissante, calmante, régénératrice et permet de garder la peau en santé. Elle forme un film protecteur sur la peau afin de prévenir la perte d'humidité. Elle est le principal ingrédient des shampooings en barre et des bons savons corporels. Elle peut être nature dans sa première pression à froid ou dans sa dernière pression aussi appelée huile de grignons d'olives (*pomace*).

Comme le savon ne se mange pas, le fabriquer avec une huile de dernière pression n'altère en rien sa qualité.

Huile de canola
L'huile de canola peut être combinée à d'autres huiles ou gras saturés. Remplacer une portion d'huile plus coûteuse par de l'huile de canola permet de réduire le coût de la fabrication du savon tout en profitant de ses propriétés hydratantes et protéinées. Elle permet aussi d'obtenir une mousse stable, une propriété à considérer dans la fabrication des savons à barbe.

Huile de tournesol
C'est un ingrédient de choix pour fabriquer le savon. La composition de l'huile de tournesol, laquelle contient une forte proportion d'acides gras insaturés ou essentiels, lui confère des vertus hydratantes.

Huile de noix de coco

Appelée huile de coprah en Europe, elle est arrivée sur le marché au début du XIXe siècle. Elle a révolutionné le monde du savon par ses propriétés moussantes. Son utilisation se fait dans une proportion de 30 %, au maximum, car en plus grande quantité, elle produit l'effet inverse : elle déshydrate la peau et irrite les peaux sensibles. Ce phénomène est dû à sa chaîne moléculaire de carbone qui favorise une plus grande élimination de l'huile naturelle de la peau.

Cire d'abeille

Ingrédient facultatif ajouté à la préparation pour un maximum de 30 g par 500 g de pâte. Il est inclus en début de préparation, avec les gras. La cire d'abeille ne lave pas. Elle peut même produire une pellicule blanche appelée « cendre

Dans la mesure du possible, éviter l'huile de soya dont 77 % de la culture est génétiquement modifiée.

de soude caustique » lorsque le savon est séché. Cette pellicule est inoffensive, mais n'est pas attrayante. L'avantage de son ajout à une recette de savon est qu'elle diminue le temps de brassage de plusieurs minutes. Les fabricants de savons artisanaux qui possèdent des ruches en ajoutent assurément avec une certaine quantité de miel.

Surgraissants

Le surgraissant est un gras « fin », hydratant et émollient qui est ajouté à la fin du processus de la fabrication du savon. Cette étape est appelée la « trace » ou le « traçage »..

Le surgraissant, comme les huiles fines ou précieuses, haut de gamme, biologiques ou non et les beurres végétaux, est ajouté juste avant de mettre en moule. Ces huiles et ces beurres sont riches en insaponifiables, de sorte que la soude caustique qui saponifie les gras en les transformant en savon, est incapable de transformer les molécules de ces huiles

L'obtention de la trace

La trace est le moment où la spatule laisse sa marque sur la préparation, qui a pris la consistance d'une crème épaisse ou d'un pudding après que la pâte a été brassée durant un certain temps.

en molécules de savon. La majeure partie du gras ajouté à la trace demeure dans le savon. Par conséquent, ce savon contenant du gras possède des propriétés adoucissantes, émollientes ou hydratantes supplémentaires.

Le surgraissage est une étape essentielle de la fabrication du savon pour le visage, du shampooing et du savon pour la peau atteinte de dermatite. Le savon qui contient des surgraissants possède une action anti-inflammatoire et réparatrice. Ajouter environ 30 g de surgraissant par 500 g de gras, l'équivalent d'une à deux cuillerées à soupe ou environ 5 % du poids total des gras.

Les beurres de karité, de mangue et de cacao, tous facilement accessibles chez les fournisseurs, sont des surgraissants que l'on peut ajouter aux gras contenus dans la recette ou encore à la trace, en considérant leur richesse en gras insaponifiables.

....

Le beurre de cacao est riche en matières insaponifiables. En ajoutant seulement 30 g de beurre de cacao à une recette de base contenant 500 g de gras au total, on obtient un savon aux propriétés émollientes et adoucissantes.

....

Huiles essentielles

L'huile essentielle est ajoutée pour donner de l'odeur au savon, bien qu'elle ne soit pas un parfum, mais un médicament naturel et puissant.

La fonction première de l'huile essentielle est de soigner.

Ses propriétés ne se retrouvent pas dans le savon, car elles sont volatiles et détruites par l'action de la soude caustique. Les étiquettes des savons ne se voient donc pas attribuer de propriétés spécifiques selon les huiles essentielles ajoutées.

L'huile essentielle est incorporée lors du traçage à raison de 1 c. à thé, au minimum, par 500 g de gras. L'utilisation d'une huile essentielle moins coûteuse est suffisante pour parfumer les savons, car celle de qualité supérieure convient pour soigner.

La vitesse à laquelle l'odeur de l'huile essentielle s'évapore est représentée par des « notes ».

NOTE DE TÊTE	NOTE DE CŒUR	NOTE DE FOND
Bergamote	Bois de rose	
Les agrumes en général	Camphre	Cèdre (bois)
Sapin/pin	Géranium	Patchouli
Cyprès	Hysope	Vanille
Citronnelle	Thym	Clou de girofle
Eucalyptus	Néroli	Cannelle
Menthe à épis	Pin sylvestre	Poivre noir
Marjolaine	Sauge sclarée	Vétiver
Menthe poivrée	Ylang-ylang	Bois de rose
Melaleuca	Romarin	Girofle
Petit-grain	Lavande	Gingembre
Basilic	Mélisse	Bois de santal
Sauge	Fenouil	Encens

Les notes des huiles essentielles peuvent servir à créer des parfums et, dans le cas des savons, à créer des combinaisons odorantes stables sans recourir à un fixateur de parfum.

La note de tête est la première impression ressentie sans pour autant donner le ton au savon, car ces huiles essentielles sont volatiles. Elles sentent le frais, comme l'huile essentielle de citron, mais s'évaporent rapidement.

La note de cœur caractérise le parfum du savon. Ces huiles essentielles, comme la lavande et le romarin, se volatilisent lentement et forment ainsi la substance de l'odeur.

La note de fond agit comme fixateur des arômes, prolonge leur durée et donne une profondeur au mélange.

Mélanges d'huiles essentielles à tester dans les savons destinés aux hommes : lavande-menthe, patchouli-ylang-ylang-citron, ylang-ylang-gingembre, citron-eucalyptus-cannelle-romarin, patchouli-bois de rose.

Fixateurs

La poudre de racine d'iris, la poudre et la teinture de benjoin sont les fixateurs de parfum les plus couramment utilisés dans la fabrication artisanale des savons.

Comme les huiles essentielles contiennent des composés volatils, en particulier celles caractérisées par des notes de tête, pour en conserver l'odeur, il faut la fixer avec des produits spécifiques. L'ajout de fixateurs à la trace permet de préserver une odeur délicate.

Diluer dans un peu d'huile d'olive les poudres de racine d'iris ou de benjoin pour éviter de retrouver des grains dans le savon une fois séché. Elles infuseront pendant que l'on prépare le savon.

Fragrances

La fragrance est un parfum synthétique très concentré contenant une mixture de milliers de produits chimiques différents. Elle est utilisée dans les mêmes proportions que les huiles essentielles. Une odeur persistante et forte est significative de l'ajout d'une fragrance. Est-il nécessaire de rappeler que l'odeur ne lave pas !

Le terme générique « parfum » dans une liste d'ingrédients de cosmétique masque un cocktail de produits chimiques potentiellement nocifs.

Agents exfoliants

Un ou plusieurs agents exfoliants peuvent être incorporés à la fin du processus à froid, tels le son des céréales ou les flocons de céréales moulus, les grains de café moulus, les pelures d'agrumes séchées et moulues, les graines de pavot, les algues séchées et moulues, le tapioca, les grains de millet et assurément bien d'autres ingrédients exfoliants.

Les diverses argiles colorent le savon naturellement tout en lui donnant des propriétés désincrustantes intéressantes à considérer pour nettoyer les mains des jardiniers ou des garagistes.

L'ajout des agents exfoliants a lieu au moment du traçage. De plus, ils donnent des qualités exceptionnelles au savon.

Pour fabriquer un savon exfoliant avec une recette incluant 1 kg de gras, il est possible d'ajouter 57 g de farine d'avoine, 30 ml de miel et 15 ml d'HE d'orange. Une portion de farine d'avoine peut être remplacée par de l'écorce d'orange finement broyée.

Pigments

Il est possible de colorer le savon avec des pigments, des colorants ou des épices du garde-manger.

Le pigment synthétique est soluble dans les gras. Il peut donc être ajouté au début avec les gras, ou à la fin à la trace. En l'ajoutant avec les gras, son utilisation est moindre pour la même intensité. Cependant, il est plus difficile d'évaluer la couleur.

Ajouter environ $1/8$ à $1/2$ c. à thé de pigment pour 500 g de pâte, selon la teinte désirée. Il vaut mieux ne pas en mettre assez qu'en mettre trop. Les huiles essentielles, les fragrances et les huiles liquides fortement colorées, comme l'huile de germe de blé, peuvent modifier la couleur du savon. Il est important de bien noter les ingrédients des recettes avec les quantités ajoutées, la marque des huiles utilisées, pour ainsi être en mesure de reproduire une recette réussie.

 Si on désire un motif « à pois », ajouter les pigments à la trace, brasser à peine et mettre en moule.

Les épices (pigments) « du garde-manger » sont une solution intéressante si on désire un savon coloré naturellement. Pour 500 g de gras, ajouter environ $1/2$ c. à thé d'épice, comme le paprika, la cannelle ou le curcuma, soit à un mélange d'huile d'olive, soit à une petite quantité de savon prélevée dans la marmite, et replonger dans la pâte en brassant vivement.

Le poivre de Cayenne, le cacao, la chlorophylle, le jus de carotte, les poudres de plantes, le cumin et le café peuvent passer, entre autres, du garde-manger au savon.

Fleurs

Des fleurs peuvent être additionnées à la préparation, juste avant la mise en moule. Les fleurs de lavande perdront leur belle couleur sous l'effet de la soude caustique. Pour les conserver, râper du savon séché, le faire recuire et ajouter les fleurs avant de mettre en moule. La méthode est expliquée plus loin (voir page 208).

Les ligules de calendula, les pétales de roses, les feuilles d'eucalyptus ou de menthe, peuvent ajouter une note d'originalité au savon tout en conservant leur belle couleur.

Purées de fruits et de légumes

Avant de verser le savon dans les moules, ajouter des fruits ou légumes en purée, comme le pamplemousse, le kiwi, l'avocat, l'épinard, la carotte, l'ananas, la mangue, la banane et des petits fruits congelés. La purée donne ainsi une belle couleur et une texture intéressante aux savons, sans toutefois garder l'arôme des fruits ou des légumes. Aucun conservateur n'est requis. Le savon additionné d'une purée de fruits gorgeant d'eau demande une période de séchage un peu plus longue, pour permettre à l'eau supplémentaire de s'évaporer.

Conservateurs

Si le savon est enrichi d'huiles fines insaponifiables, il faudra ajouter un conservateur afin d'éviter leur oxydation.

L'extrait de pépins de pamplemousse et l'huile de germe de blé riche en vitamine E sont des antioxydants qui conviennent bien. De même, l'huile de jojoba est résistante au rancissement.

Pour éviter l'ajout d'un antioxydant, les savons contenant des huiles fines sont à garder au frais, enveloppés dans une pellicule de plastique dans l'attente d'être utilisés.

Si le savon n'a pas de surgraissage, il se conserve à l'air libre ou dans une armoire. Plus il séchera à l'air libre, plus il sera durable.

 Les principales causes de rancissement du savon sont l'humidité, le surgraissage et l'excès de fragrances.

Les ustensiles indispensables

Voici une liste des ustensiles dans la fabrication du savon. Ils ont l'avantage d'être peu nombreux et abordables. Ils se trouvent probablement déjà bien rangés dans votre cuisine. De plus, les chaudrons qui auront servi à fabriquer le savon seront les plus propres de la maison! Ils pourront donc servir à nouveau dans la cuisine, car l'acier inoxydable et le verre ne sont pas poreux et n'absorberont pas les molécules de savon.

» Un moule en plastique flexible facilite le démoulage. Le moule en plastique de type Milky Way, conçu spécialement pour le savon fabriqué selon la méthode à froid est un bon choix et il se trouve chez tous les fournisseurs spécialisés dans la vente de produits pour fabriquer les savons. Nul besoin de laver ou de graisser ces moules qui de plus sont durables.

» Un moule en silicone à pâtisserie est aussi un bon achat, incassable et de démoulage aisé. Un plat en verre peut servir de moule à condition de le recouvrir d'une pellicule de plastique suffisamment grande pour faciliter le démoulage du savon.

• Un tuyau ABS vendu en quincaillerie avec son bouchon afin de le refermer donne de beaux savons ronds.

• Une boîte de croustilles, longue et cylindrique, est aussi un bon moule recyclé et économique!

• Tous les contenants en plastique s'avèrent aussi de bons moules à savon.

Pour faciliter le démoulage des moules tubulaires, les passer dans les vapeurs d'eau de la bouilloire avant de faire glisser le savon.

- Les contenants de lait ou de jus de fruits conviennent également. Il suffit de couper la partie supérieure et de retenir les côtés avec un élastique.

- Les fonds de bouteilles en plastique de boissons gazeuses ou d'eau embouteillée feront de beaux savons à motif floral.

- Tous les contenants en plastique clair dans lesquels, par exemple, sont vendus les cretons, les muffins ou les croissants et les petits contenants à yogourt sont des moules de bonne qualité. Une boîte à chaussures peut convenir si elle est recouverte d'une pellicule de plastique.

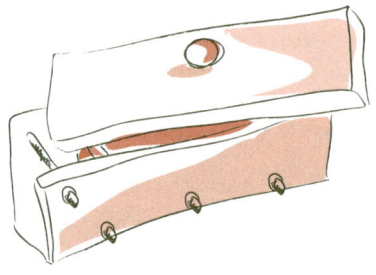

- Les moules en bois construits en contreplaqué avec écrous et boulons permettant d'abaisser les côtés lors du démoulage sont à privilégier pour des grosses recettes de savon. Le moule ne doit pas être construit trop haut afin que le savon conserve sa chaleur lors de l'incubation.

- Tapisser les moules en bois d'un papier ciré ou parchemin.

- Les gouttières des maisons font des moules joliment décorés. Pour faciliter leur démoulage, les tailler en portions de 30 cm. Et pourquoi ne pas fabriquer soi-même un moule original en latex ou en silicone[5] ?

Les moules choisis doivent être préparés avant de commencer la fabrication du savon, car, lorsque la pâte est prête à être versée, elle n'attend pas.

[5] Le latex et la silicone s'achètent dans les magasins spécialisés dans la vente de matériels d'art et de loisirs créatifs.

» Un bol en verre ou en pyrex, ou une tasse à mesurer de 1 litre, pour mélanger la soude et l'eau.

» Un chaudron en acier inoxydable ou une tasse à mesurer en verre de 2 litres pour le mélange des gras.

» Un mélangeur à main.

» Une tasse à mesurer de 250 ml, pour l'eau.

» Des cuillères à mesurer en inox.

» Une spatule en silicone.

» Deux thermomètres à yogourt ou à viande, en verre ou en inox.

» Des lunettes de protection.

» Des gants en latex de bonne qualité.

» Un tablier.

» Une balance de cuisine.

» Du vinaigre blanc à portée de main pour neutraliser l'effet de la soude en cas d'accident.

» Une couverture ou une serviette de ratine pour l'incubation.

» De la pellicule de plastique.

» Des grosses tasses à mesurer en verre de 2 à 4 litres conviennent pour les petites recettes donnant 500 g à 1 kg de savon. Elles peuvent être chauffées légèrement sur un feu doux et elles possèdent une poignée facilitant leur manipulation.

Pour les grosses recettes, privilégier les chaudrons en inox, plus légers qu'en fonte et plus facilement maniables. Couler la préparation dans de grands moules ou utiliser une louche pour faciliter le remplissage des moules individuels.

Recette de savon de base

La recette de savon de base donne environ 7 savons de 100 g chacun. La quantité des ingrédients est présentée en pourcentage et non en grammes, afin de choisir librement les ingrédients. Si désiré, utiliser les vieilles huiles du garde-manger ou des huiles biologiques. Tout est permis, car il n'y a qu'à suivre des proportions. Les huiles essentielles sont facultatives.

Important : avant de commencer, s'assurer que la soude caustique est de bonne qualité (sans grumeaux), que l'eau est douce et que la balance est juste (faire un test avec un poids connu).

Ingrédients

30 % d'huile canola
30 % d'huile de noix de coco
30 % d'huile d'olive
10 % de beurre de cacao
ou
40 % d'huile de canola
30 % d'huile de noix de coco
30 % d'huile d'olive

Entre 12 et 15 % d'hydroxyde de sodium
Surgraissage facultatif : entre 5 et 8 % (environ 30 g) du poids total
    des ingrédients
Entre 35 et 40 % d'eau ou de liquide

....

Prenons l'exemple d'une recette comprenant 500 g de gras et dans laquelle on doit ajouter 30 % d'huile de canola. Le calcul est le suivant :
500 g x 0,30 (30 %) = 150 g. Ce qui donne 150 g d'huile de noix de coco, 150 g d'huile d'olive, 50 g de beurre de cacao, 70 g d'hydroxyde de sodium et 200 ml d'eau.

....

Températures générales entre 49 °C et 55 °C

....

En l'absence de beurre de cacao, mettre 10 % d'huile de canola en plus et ajouter 15 ml d'acide stéarique avec les gras pour une recette de 500 g de pâte. Cela aura pour effet de durcir le savon et de stabiliser la mousse dans le cas d'un savon à barbe.

Le beurre de cacao contient près de 35 % d'acide stéarique. Ce qui explique qu'on peut le remplacer par de l'acide stéarique.

Toutes les recettes peuvent être modifiées selon les besoins et les ingrédients disponibles. Se laisser entrainer par l'élan créateur et trouver de nouvelles formulations tout en respectant, autant que faire se peut, certains principes établis dans le présent chapitre. Par exemple, enlever 30 g d'huile d'olive et remplacer par 30 g de beurre de karité ou tout autre beurre ou gras.

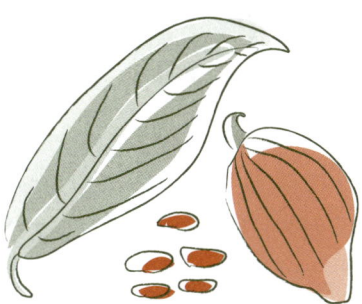

Les étapes de fabrication

1. Peser les ingrédients

La soude caustique doit être pesée sur une balance dans un récipient sec. Le récipient sec peut être remplacé par un moule à muffin en papier (pour une petite quantité) ou un filtre à café en papier (pour une plus grande quantité), déposé sur la balance et qu'on pourra jeter.

Comme l'eau est le seul ingrédient dont la mesure en grammes est la même que celle en millilitres, mesurer la quantité d'eau nécessaire pour la recette et verser dans un bol en verre (pyrex) ou en inox de 1 litre muni d'un bec verseur.

Pour toutes les autres quantités (huile liquide ou gras), la balance est votre meilleur allié. Peser les gras et transférer dans un bol en verre (pyrex) ou en inox muni d'un bec verseur afin de faciliter le coulage dans les moules. Mettre sur un feu doux pour obtenir un mélange tiède et homogène, puis y plonger un thermomètre. Laisser la température atteindre entre 49 °C et 55 °C.

2. Préparer le mélange soude caustique et eau

Protéger avec des lunettes de protection et des gants en latex, *verser la soude caustique dans l'eau, jamais l'inverse,* pour éviter les écla-boussures. Brasser quelques minutes avec la spatule en silicone jusqu'à ce que les grains de soude se dissolvent. L'eau, trouble au début, devient claire par la suite. Le mélange inodore va devenir très chaud et de la fumée s'en échappera. Plonger un thermomètre dans la préparation. La température doit descendre jusqu'à celle demandée dans la recette, souvent entre 49 °C et 55 °C.

3. Prendre les températures des préparations

La température des composants gras va monter alors que celle du mélange caustique va baisser. Si la température de l'une ou l'autre des préparations baisse ou monte trop, les ajuster avec des bains d'eau froide ou d'eau chaude, selon le cas. Installer la casserole dans l'eau froide ou l'eau chaude, quelques minutes, juste le temps de parvenir à la température idéale.

 Prendre soin de brasser les préparations avant de replonger le thermomètre.

La température pour les petites quantités de savon versées dans des moules individuels n'est pas critique. Cependant, les grosses cuites de savon versées dans un seul moule demandent des températures plus basses. Il est bon de noter que les deux températures, celle du mélange eau-soude et celle des gras, ne doivent pas être exactement les mêmes avant de faire le mélange des deux. En effet, une préparation peut se situer à 49 °C et l'autre à 55 °C pour effectuer le mélange.

 L'écart de température ne doit pas être supérieur à 10 °C.

4. Obtenir la « trace »

De la même façon qu'on prépare une mayonnaise, verser le mélange eau-soude en filet dans le mélange de gras tout en brassant avec la spatule de silicone. Si les bols sont dans un évier, le versage sera facilité. Le temps de brassage dépend des gras utilisés et de la vigueur du brassage.

Si le brassage se fait à la main, touiller pendant les 15 premières minutes sans arrêt. Puis, poser la spatule et recommencer de touiller pendant une minute, toutes les 15 minutes, et cela jusqu'à ce que la spatule laisse une trace sur la préparation.

Autrement, lors de l'utilisation d'un mélangeur à main, la préparation s'épaissit rapidement. Graduellement, la soude réagit chimiquement avec les gras, la saponification commence et survient le phénomène de la « trace ». Mélanger constamment jusqu'à l'apparition de traces visibles et en relief sur la préparation. La spatule doit laisser des empreintes, quelques secondes, sur la surface de la pâte. Une goutte tombée de la spatule ne se mélange pas, mais demeure sur le dessus de la préparation.

Il ne doit pas non plus y avoir de séparation ou de couche d'huile sur le dessus du mélange. La pâte doit être homogène. C'est à ce stade de la « trace » que les additifs comme les argiles, les huiles fines, les huiles essentielles, les fragrances, les exfoliants, les fleurs, etc, sont ajoutés.

Si de nombreux extra liquides comme des œufs, des huiles essentielles ou des huiles fines sont ajoutés, il n'est pas nécessaire d'obtenir une deuxième trace. La préparation sera versée telle quelle dans le moule.

5. *Couler la pâte et laisser incuber*

Couler la pâte dans le moule, recouvrir d'une pellicule de plastique doublée d'une serviette épaisse et isoler dans un endroit tempéré.

La pellicule de plastique évitera la formation de cendre de soude, une pellicule blanche inoffensive, mais inélégante.

L'incubation du mélange est de 24 heures lorsqu'il a été travaillé au mélangeur à main et de 48 heures lorsqu'il a été brassé avec une spatule.

La température du savon atteindra alors jusqu'à 80 °C puis diminuera graduellement. Le processus de saponification se prolonge tout le temps que dure le refroidissement. Il permet l'incorporation des particules caustiques qui ne se sont pas intégrées au cours du brassage.

Ne pas soulever la serviette, même furtivement, et cela sous aucun prétexte.

6. Démouler

L'incubation terminée, vérifier que la surface du savon est dure en la pressant légèrement. Si tel est le cas, le savon est prêt au démoulage.

 Même si les risques de brûlures sont minimes, démouler avec des gants.

Si le savon résiste au démoulage, le congeler au minimum une heure afin que les molécules se contractent. Cela facilitera l'expulsion du savon de son moule.

Si le savon a été coulé sur une pellicule de plastique et si des marques disgracieuses ont été imprimées, le sculpter avec un économe avant son séchage complet.

C'est aussi à cette étape qu'il est possible de graver des motifs dans le savon avec un petit maillet.

7. Découper

Le savon se coupe aisément avec un fil de pêche ou encore avec une corde de guitare, de mandoline ou de violon. Choisir la corde des notes aiguës, plus fine.

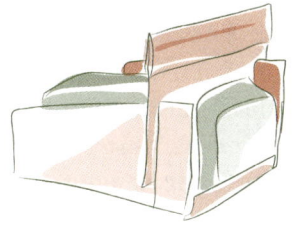

Fixer le fil autour de deux bâtons, selon le même principe qu'un fil à fromage.

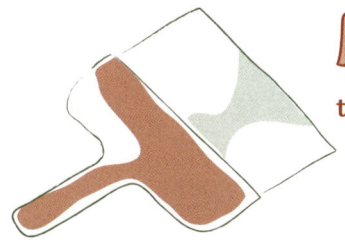

 Un coupe-pâte ou un couteau de plâtrier font aussi d'excellents couteaux à savon.

8. Sécher et mettre en cure

Les savons sont ensuite installés sur des grillages de plastique ou de bois non verni pour sécher et durcir.

Les claies à gâteaux, les supports à souliers grillagés, des lattes de bois peuvent servir au séchage des savons.

Il est aussi possible de les déposer sur un sac en papier kraft ou sur une pellicule de plastique. Cependant, il faudra alors les retourner tous les jours pour favoriser le séchage de tous les côtés.

La « cure » est la réaction chimique de la saponification qui se prolonge de 3 à 4 semaines une fois le savon démoulé.

Entreposer les savons dans un endroit sec et aéré pour la période de cure.

Si l'air s'avère trop humide, installer un ventilateur pour éliminer l'humidité. Le séchage prolongé du savon lui apportera une dureté qui limitera considérablement son usure. Après la cure, le savon est fin prêt à être emballé.

9. Nettoyer les ustensiles

La vigilance est de mise lors du nettoyage des chaudrons ayant servi à la fabrication du savon. En effet, il est fort probable que de la soude n'ait pas réagi avec les gras. Porter des gants et laver le tout dans de l'eau extrêmement chaude. En cas de doute, terminer en vaporisant du vinaigre blanc sur les ustensiles utilisés.

Il convient de noter la date de fabrication sur un papier joint au savon qui sèche. Dans un carnet, noter aussi les ingrédients pesés et autres renseignements pertinents afin de reproduire une recette réussie.

Et, peut-être pour léguer les recettes à la postérité !

Savons liquides[6]

Dans la formulation du savon liquide, la soude caustique est remplacée par de la potasse ou de l'hydroxyde de potassium dont la formule chimique est KOH.

Pour savoir la quantité d'hydroxyde de potassium à utiliser dans une recette, calculer la quantité de soude caustique requise (entre 12 et 15 % du total des gras), multiplier la quantité de soude obtenue par 56 et diviser la réponse par 40. Le résultat obtenu représente la quantité de potasse requise pour accompagner les gras de la recette.

La prudence est de mise, car la potasse réagit plus violemment lors de l'addition de l'eau. Prévoir un grand chaudron pour effectuer le mélange afin d'éviter les éclaboussures.

Refonte du savon

La refonte du savon est une bonne façon de procéder pour ajouter des huiles essentielles sans en altérer l'odeur, ajouter des fleurs sans perdre leur couleur, montrer à des jeunes comment fabriquer le savon sans leur faire manipuler la soude caustique ou reprendre une recette ratée plutôt que de la jeter. De même, dans un esprit de recyclage, on peut conserver tous les restes de savon pendant longtemps et les recuire pour fabriquer un nouveau pain de savon. Voici une façon de procéder parmi beaucoup d'autres.

Râper finement le savon artisanal ayant déjà séché ou le couper en menus morceaux. Dans un chaudron en inox, en verre épais ou dans un bain-marie, ajouter les morceaux de savon avec une petite quantité d'eau jusqu'à ce que le savon prenne la consistance d'une pâte légère.

---

[6]   Pour plus d'information, consulter le livre de Catherine Failor, *Making Natural Liquid Soap* dans lequel on trouve moult recettes et renseignements supplémentaires pour réussir un beau savon liquide.

Les proportions sont d'environ 500 g de savon râpé pour 400 ml d'eau.

Plus les morceaux seront fins, moins vous aurez besoin d'eau et plus la texture finale sera homogène. Chauffer le tout à feu doux pour éviter que la préparation ne brûle.

Après avoir mijoté environ une heure, le mélange deviendra liquide. Si une grosse masse dure apparaît, cela signifie que le savon n'a pas assez chauffé ou qu'il faut ajouter de l'eau[7].

Lorsque le savon est liquéfié, laisser refroidir puis incorporer les huiles essentielles, les pigments et les autres additifs qui garderont leurs propriétés, car ils ne seront pas affectés par la soude caustique.

Couler dans le moule et laisser refroidir avant de démouler. Et si le savon résiste, le congeler quelques heures.

---

[7] Il n'y a pas d'inconvénient à ajouter trop d'eau, car celle-ci s'évaporera au séchage.

Des savons « gourmands » pour tous les goûts

Savon au chocolat

Ingrédients

250 g d'huile de canola

150 g d'huile de noix de coco

60 g d'huile d'olive

30 g de beurre de cacao

10 g de chocolat noir haché finement

72 g d'hydroxyde de sodium

200 ml d'eau

Ingrédient ajouté à la trace

15 ml de cacao en poudre

Ingrédients facultatifs

1 c. à thé d'HE de girofle (*Eugenia caryophyllus*)

1 c. à thé d'HE de muscade (*Myristica fragrans*)

Température entre 49 °C et 55 °C

Incorporer le chocolat noir aux huiles et au beurre de cacao. Puis laisser fondre à feu doux pour atteindre une température située entre 49 °C et 55 °C.

Dans un autre récipient, verser la soude caustique dans l'eau et diluer doucement. Plonger un thermomètre et laisser la température baisser, entre 49 °C et 55 °C.

Lorsque les températures sont atteintes, verser la solution caustique dans les gras et brasser soit à la main, soit avec le mélangeur à main jusqu'à épaississement. *Si le temps de brassage devient trop long, laisser la préparation reposer quelques minutes et recommencer à brasser.*

À la trace, incorporer la poudre de cacao et les huiles essentielles. Mettre en moule et laisser sécher trois semaines.

Un mélangeur à main puissant diminuera le temps de brassage.

Autre truc pour diminuer le temps de brassage : ajouter entre 10 et 30 g de cire d'abeille pour 500 g de gras.

Ainsi dans la recette de savon au chocolat, ramener la quantité d'huile d'olive à 30 g et la remplacer par 30 g de cire d'abeille.

Savon au miel et calendula

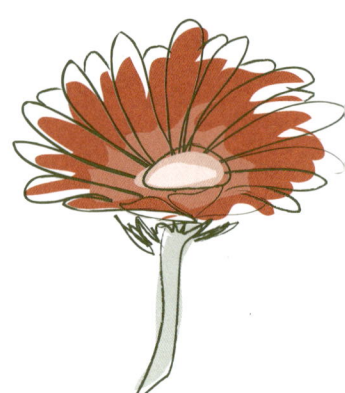

Ingrédients

200 g d'huile de canola
150 g d'huile d'olive
120 g d'huile de noix de coco
30 g de cire d'abeille
225 ml d'eau
72 g d'hydroxyde de sodium

Ingrédients ajoutés à la trace

30 ml de miel liquide
60 ml de ligules de calendula fraiches ou séchées
Quelques ligules de calendula séchées pour décorer

Température entre 49 °C et 55 °C

Faire fondre à feu doux les huiles et la cire d'abeille, installer un thermomètre et laisser la température atteindre entre 49 °C et 55 °C.

Dans un autre chaudron, verser la soude caustique dans l'eau et brasser pour dissoudre les grains. Plonger un thermomètre et laisser baisser la température, entre 49 °C et 55 °C.

Lorsque les températures sont atteintes, verser le mélange de soude caustique dans les gras et brasser jusqu'à obtention de la trace. Elle surviendra rapidement parce que la cire d'abeille accélère le processus de saponification.

Ajouter le miel, le calendula, et bien mélanger.

Une fois le mélange coulé dans le moule, disperser quelques ligules de calendula sur la préparation. Laisser vieillir 3 semaines.

Le miel se mêle à la cire d'abeille et s'inspire de la ruche pour donner au savon une odeur naturelle, toute en douceur.

Savon aux carottes

Ingrédients
200 g d'huile de canola
150 g d'huile d'olive
150 g d'huile de noix de coco
50 g de beurre de karité
1 c. à soupe d'acide stéarique
80 g d'hydroxyde de sodium
100 ml d'eau
125 ml de jus de carotte

Ingrédients ajoutés à la trace
15 ml d'huile de carotte
50 ml de jus de carotte

Ingrédient facultatif
1 c. à thé d'HE de romarin du Maroc (*Rosmarinus officinalis*)

Température entre 49 °C et 55 °C

Chauffer les gras jusqu'à une température située entre 49 °C et 55 °C.

Réserver 30 ml de jus de carotte.

Dans un autre récipient, verser la soude caustique dans le mélange d'eau et le reste du jus de carotte.

Brasser pour diluer la soude, installer un thermomètre et laisser la température baisser, de 49 °C et 55 °C.

Verser la solution caustique dans le mélange de gras et brasser pour obtenir la trace, le moment où la spatule laisse sa marque à la surface de la pâte.

Ajouter les 30 ml de jus de carotte réservé et l'huile de carotte. Bien mélanger.

Saupoudrer dans le fond de moules en forme de tournesol un soupçon de paprika, de curcuma et de poivre de Cayenne. Le mélange imitera les couleurs des tournesols.

Verser dans les moules et laisser sécher 3 semaines.

Savon au café

Le savon au café permet d'éliminer les odeurs récalcitrantes imprégnées sur les mains, grâce à la présence de café frais et moulu finement. Voici une recette traditionnelle revue et adaptée au goût du jour.

Ingrédients
200 g d'huile de canola
150 g d'huile d'olive
150 g d'huile de noix de coco
1 c. à soupe d'acide stéarique
5 g de poudre de café
225 ml d'eau
72 g d'hydroxyde de sodium

Ingrédients ajoutés à la trace
1 c. à soupe (10 g) d'argile jaune
1 c. à soupe (7 g) de grains de café moulus finement

Température entre 49 °C et 55 °C

Diluer la poudre de café dans l'eau chaude et laisser refroidir avant d'ajouter la soude caustique. Plonger un thermomètre et laisser la solution caustique atteindre une température située entre 49 °C et 55 °C.

Faire fondre les gras avec l'acide stéarique et installer un thermomètre. La température doit monter entre 49 °C et 55 °C.

Lorsque les deux mélanges ont atteint la température désirée, verser le mélange caustique dans les gras et brasser jusqu'à épaississement.

Incorporer, à la trace, l'argile jaune, pour son effet désincrustant, et les grains de café moulus.

Verser dans les moules et, après l'incubation, démouler et laisser sécher le savon 3 semaines.

Savon aux agrumes

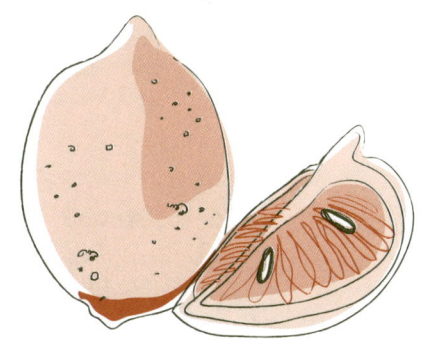

Ingrédients

250 g d'huile de canola
150 g d'huile de noix de coco
100 g d'huile d'olive
1 c. à soupe d'acide stéarique
225 ml d'eau
70 g d'hydroxyde de sodium

Ingrédients ajoutés à la trace

125 ml de zestes d'agrumes (pamplemousse rose, citron, orange et lime) finement râpés
30 ml de flocons de céréales moulus

Ingrédients facultatifs

1 c. à thé d'HE d'orange (*Citrus sinensis*)
1 c. à thé d'HE de citron (*Citrus limonum*)
¹/₂ c. à thé d'HE de lavande bulgare (*Lavandula angustifolia*)

$^1/_2$ c. à thé de poudre de racine d'iris[8]
1 c. à soupe d'huile végétale

Températures entre 49 °C et 55 °C

Mélanger les huiles, plonger un thermomètre pour obtenir une température entre 49 °C et 55 °C, sur un feu doux.

Dans un autre chaudron, verser la soude caustique dans l'eau et brasser pour diluer les grains. À l'aide d'un thermomètre, amener la température entre 49 °C et 55 °C.

Lorsque les températures sont atteintes, verser le mélange caustique dans les gras et brasser jusqu'à épaississement de la préparation.

À la trace, ajouter les zestes d'agrumes, les flocons moulus, la poudre de racine d'iris préalablement infusée dans un peu d'huile végétale et les huiles essentielles.

Couler dans les moules et laisser vieillir trois semaines.

En l'absence du fixateur demandé, stabiliser l'odeur avec une autre huile essentielle ayant une note de tête ou de fond. Par exemple, l'une ou l'autre des huiles essentielles suivantes : lavande, bois de rose, citronnelle, cèdre, romarin ou cannelle.

Avant de recouvrir d'une pellicule de plastique, on peut semer sur la préparation de belles ligules bleu vif, des centaurées cyanus (*Centaurea cyanus*).

---

[8] À défaut de poudre de racine d'iris, remplacer par 15 ml d'argile blanche pour fixer l'odeur volatile des huiles essentielles d'agrumes.

Savon au lait

Ingrédients

200 ml d'huile de canola

150 ml d'huile de noix de coco

150 ml d'huile de tournesol

1 c. à soupe d'acide stéarique

250 ml de lait de chèvre, à la température ambiante

72 g d'hydroxyde de sodium

Ingrédients facultatifs à ajouter à la trace

1 c. à thé d'HE de lavande officinale (*Lavandula officinalis*)

$^1/_2$ c. à thé d'HE de cannelle (*Cinnamomum verum*)

2 c. à soupe de fleurs de camomille séchées et moulues

Températures entre 49 °C et 55 °C

Mélanger les gras avec l'acide stéarique, installer un thermomètre et laisser la température atteindre entre 49 °C et 55 °C.

Dans un autre récipient, verser le lait de chèvre et distribuer lentement la soude caustique en brassant pour diluer les grains de soude. Placer un thermomètre dans la solution caustique et laisser descendre la température entre 49 °C et 55 °C. La solution dégagera alors une odeur nauséabonde et des grumeaux apparaîtront. Quand la soude caustique rencontre le gras du lait, elle commence la saponification, c'est ce qui produit les grumeaux. Le lait contient de la caséine, ce qui explique les odeurs dégagées, qui disparaîtront lors du séchage.

Le lait de chèvre peut être remplacé par un autre lait animal en vente « près de chez vous ». L'avantage du lait de chèvre est qu'il s'achète à l'épicerie.

Lorsque les températures sont atteintes, verser les gras dans le mélange de soude caustique et brasser avec le mélangeur à main pour obtenir la trace.

Si désiré, avant de mettre en moule, ajouter les fleurs de camomille et les huiles essentielles. Laisser sécher trois semaines.

Le savon au lait est très doux pour la peau, car il possède un surplus de gras insaponifiable contenu dans le lait. Il prendra aussi une belle teinte ambrée.

Savon rosat

Ingrédients

250 g d'huile de canola

150 g d'huile d'olive

150 g d'huile de noix de coco

15 g de beurre de cacao

15 g de cire d'abeille

73 g d'hydroxyde de sodium

225 ml d'eau

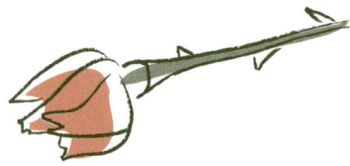

Ingrédients à ajouter à la trace

$1^1/_2$ c. à soupe d'argile rose

$^1/_4$ c. à thé d'argile rouge

60 ml de pétales de roses séchés et moulus

Ingrédients facultatifs

1 c. à thé d'HE de géranium rosat (*Pelargonium asperum*)

$^1/_4$ c. à thé de poudre de racine d'iris

1 c. à thé d'huile végétale, qui servira à diluer la poudre de racine d'iris

Températures entre 49 °C et 55 °C

Mélanger les gras, mettre un thermomètre et, à feu doux, laisser la température entre 49 °C et 55 °C.

Verser la soude caustique dans l'eau et brasser pour diluer les grains. Installer un thermomètre et laisser la température baisser entre 49 °C et 55 °C.

Lorsque les températures sont atteintes, verser le mélange caustique dans les gras et brasser jusqu'à obtention de la trace.

À la trace, ajouter l'argile, les pétales de roses, la poudre de racine d'iris diluée dans l'huile végétale et l'huile essentielle.

Couler dans les moules.

Pour le décorer, semer quelques pétales de roses sur le savon avant de le recouvrir pour l'incubation.

Laisser sécher 3 semaines.

Savon à la menthe

Ingrédients
200 g d'huile de canola
150 g d'huile de noix de coco
100 g d'huile d'olive
30 g de beurre de cacao
72 g d'hydroxyde de sodium
225 ml d'eau

Ingrédients à ajouter à la trace
1 c. à soupe (15 g) d'huile d'avocat
2 c. à soupe (30 g) d'argile verte
2 c. à soupe (10 g) de feuilles de menthe, moulues finement

Ingrédients facultatifs
1 c. à thé d'HE de menthe poivrée (*Mentha piperita*)
1 c. à thé d'HE de lavande bulgare (*Lavandula angustifolia*)
$^1/_2$ c. à thé de poudre de racine d'iris
1 c. à soupe d'huile végétale

Températures entre 49 °C et 55 °C

Mélanger les gras et plonger un thermomètre pour atteindre une température située entre 49 °C et 55 °C, sur un feu doux.

Verser la soude caustique dans l'eau et brasser pour diluer les grains. Installer un thermomètre et laisser la température baisser entre 49 °C et 55 °C.

Lorsque les températures sont atteintes, verser le mélange caustique dans les gras et brasser jusqu'à obtention de la trace.

À la trace, ajouter l'huile d'avocat, l'argile verte, les feuilles de menthe poivrée, la poudre de racine d'iris diluée, l'huile végétale et l'huile essentielle.

Mettre en moule, parsemer de quelques fragments de feuilles de menthe séchées et laisser vieillir trois semaines.

Le temps de brassage n'est pas fonction de la dernière recette réalisée. Il s'agit essentiellement d'obtenir une trace sur la préparation. Plusieurs facteurs peuvent faire varier le temps de brassage, tels que le taux d'humidité, les huiles légères, la puissance du mélangeur à main et la qualité de la soude caustique.

Savon pour les mains « Tomates et basilic »

Ingrédients
540 g d'huile de coco
360 g d'huile de tournesol
180 g de beurre de karité
120 g d'huile de jojoba
450 ml d'eau
166 g d'hydroxyde de sodium

Ingrédients à ajouter à la trace
30 g de tomates séchées coupées en petits morceaux
30 ml de feuilles de basilic séchées
45 ml d'HE de basilic

Verser la soude caustique dans l'eau et brasser pour diluer les grains. Mettre un thermomètre dans la solution caustique et laisser la température baisser entre 49 °C et 55 °C.

Mélanger les gras, installer un thermomètre et, sur un feu doux, laisser la température atteindre entre 49 °C et 55 °C.

Lorsque les températures sont atteintes, verser le mélange caustique dans les gras et brasser jusqu'à obtention de la trace. À la trace, ajouter les tomates séchées, les feuilles de basilic et terminer par les huiles essentielles.

Laisser le savon sécher 4 semaines. La recette donne environ 14 savons de 100 g.

Recette proposée par Brigitte Bastien,
de la savonnerie Carpe diem

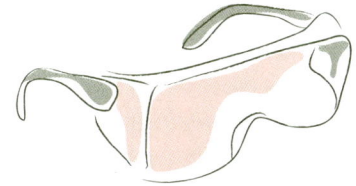

Savon du pays

Le savon du pays est fabriqué avec du gras animal : du lard, du suif, du gras de volaille ou du gras de mouton. C'est encore, de nos jours, le chasse-tache par excellence pour les vêtements. Les recettes adaptées au goût du jour incluent un peu d'huile de noix de coco afin de créer une belle mousse. Le savon du pays est essentiel pour la fabrication de savon à lessive.

Le gras animal donne un savon de bonne qualité. Le savon le plus résistant est celui fabriqué avec le suif de bœuf, puis celui fabriqué avec le lard et enfin celui fabriqué avec le gras de volaille.

Comme faisaient nos aïeux, on peut conserver les gras de cuisson des rôtis, du bacon, des bouillons, etc., et les garder au frais ou au congélateur pour ensuite les laver afin d'éliminer les impuretés et les odeurs. L'utilisation de suif ou de lard nettoyé, acheté chez le boucher, facilite grandement la tâche. Il suffit de passer le gras au robot culinaire ou au hache-viande afin de l'émietter, ce qui accélérera sa fonte.

Si on choisit de fabriquer du savon du pays avec des gras de cuisson accumulés, il faut les clarifier. Il existe plusieurs façons de les nettoyer, en voici une. Déposer les graisses dans une grande marmite et ajouter la même hauteur d'eau. Dès apparition du premier frémissement, retirer du feu. Laisser refroidir puis réfrigérer jusqu'à ce que le gras se fige à la surface de l'eau. Évacuer l'eau de la graisse solidifiée en perçant des trous sur le dessus. Recommencer cette opération, autant de fois que nécessaire. Plus elle sera répétée, plus le savon sera blanc.

Soulever finalement le gras. Gratter les résidus qui ont adhéré en dessous et conserver au frais jusqu'à son utilisation. Quand le gras est solidifié, il peut être sorti du chaudron en une seule pièce.

Le tableau suivant indique les températures que doivent atteindre les gras et le mélange eau-soude caustique.

GRAS	T °C GRAS	T °C SOUDE
Lard	35 °C	30 °C
Suif de bœuf	49 à 55 °C	27 à 30 °C
Gras mou	27 à 30 °C	21 à 24 °C
Gras de mouton	38 à 43 °C	27 à 30 °C

Procéder ensuite selon la méthode à froid de fabrication du savon. Le temps de brassage sera même un peu plus court.

Savon au suif

Ingrédients

400 g de suif fondu

100 g d'huile de noix de coco

70 g d'hydroxyde de sodium

250 ml d'eau

Température des gras entre 49 °C et 55 °C et température de la soude caustique entre 27 °C et 30 °C

Verser la soude caustique dans l'eau et brasser pour diluer les grains. Plonger un thermomètre et laisser la température baisser entre 27 °C et 30 °C.

Mélanger les gras, installer un thermomètre et faire monter la température, sur un feu doux, entre 49 °C et 55 °C. Lorsque les températures sont atteintes, verser la solution caustique dans les gras et brasser jusqu'à l'apparition de la trace.

Couler dans les moules et laisser sécher 3 semaines.

Savon au lard

Ingrédients

255 g de lard fondu

113 g d'huile d'olive

85 g d'huile de noix de coco

70 g d'hydroxyde de sodium

250 ml d'eau

Gras et soude-eau entre 49 °C et 55 °C

Verser la soude caustique dans l'eau et remuer pour dissoudre les grains. Plonger un thermomètre et laisser la température baisser entre 49 °C et 55 °C.

Mélanger les gras sur un feu doux, plonger un thermomètre pour obtenir une température située entre 49 °C et 55 °C. Lorsque les températures sont atteintes, verser la solution caustique dans les gras et brasser jusqu'à l'apparition de la trace.

Couler dans les moules et laisser sécher 3 semaines.

Savon pour les mains

Ingrédients

350 g de lard fondu

100 g d'huile de noix de coco

50 g de beurre de karité

70 g d'hydroxyde de sodium

250 ml d'eau

Ingrédients à ajouter à la trace

15 ml d'argile jaune

30 ml de jus de citron

5 ml d'huile essentielle de citron (*Citrus limonum*)

Suivre la procédure habituelle en observant des températures situées entre 49 °C et 55 °C.

Verser la soude caustique dans l'eau et brasser pour dissoudre les grains. Plonger un thermomètre et laisser la température baisser entre 49 °C et 55 °C.

Mélanger les gras sur un feu doux, plonger un thermomètre pour atteindre une température située entre 49 °C et 55 °C. Lorsque les températures sont atteintes, verser la solution caustique dans les gras et brasser jusqu'à l'apparition de la trace.

Couler dans les moules et laisser sécher 3 semaines.

Savons pour usages particuliers

Savon pour le visage

Pour nettoyer la peau, un savon doit être doux et « surgraissé » afin de ne pas l'assécher.

Les laits vendus dans le commerce n'ont de lait que le nom. Ainsi, en fabriquant un savon pour le visage, les ingrédients et leurs qualités sont contrôlés.

Le savon pour le visage ne contient aucune huile essentielle et aucune fragrance.

On peut utiliser une huile d'olive dans laquelle des plantes auront macéré quelques semaines. Le calendula, la menthe, le plantain et la lavande, entre autres, ont des propriétés reconnues pour le bien-être du visage.

Voici une recette modifiable selon les types de peau. Elle donne 6 savons de 100 grammes à conserver enveloppés dans une pellicule de plastique, au frais, dans l'attente d'être utilisés. Une fois le savon utilisé, le conserver dans un bol en verre sans couvercle.

Le visage se lave de préférence avec les mains. Éponger doucement la peau, sans frotter, pour ne pas l'assécher.

Ingrédients

200 g d'huile d'olive
150 g d'huile de canola
100 g d'huile de noix de coco
30 g de beurre de karité
200 ml d'eau
70 g de soude caustique

Ingrédient à ajouter à la trace

2 c. à soupe d'huile fine biologique pressée à froid (amande douce, noisette, germe de blé, avocat, jojoba, bourrache, onagre, carotte, etc.)

Température entre 49 °C et 55 °C

Chauffer les gras à feu très doux, plonger un thermomètre et porter le mélange à une température située entre 49 °C et 55 °C. Verser la soude caustique dans l'eau, brasser jusqu'à dilution des grains de soude et laisser tiédir entre 49 °C et 55 °C.

Lorsque les températures sont atteintes, verser le mélange caustique dans le mélange des gras.

À la trace, ajouter les huiles fines.

Le savon requiert 4 semaines de séchage.

Savon shampooing en barre

Ingrédients

350 g d'huile d'olive
100 g d'huile de noix de coco
50 g de beurre de karité
200 ml d'eau
70 g d'hydroxyde de sodium

Ingrédients à ajouter à la trace

30 g de lait de noix de coco
2 c. à thé d'huile de germe de blé
2 c. à thé d'huile de jojoba
1 c. à thé d'HE de citron (*Citrus limonum*)
1 c. à thé d'HE de romarin (*Rosmarinus officinalis*)
1 jaune d'œuf battu dans un peu d'huile d'olive
$1/2$ c. à thé de teinture de benjoin

Ingrédient facultatif à ajouter à la trace

1 c. à thé de protéines de soie liquide

ou

5 g de protéines de soie en poudre diluées dans une petite quantité d'eau

Température comprise entre 49 °C et 60 °C

Battre le jaune d'œuf dans une petite quantité d'huile d'olive et réserver.

Fondre l'huile de noix de coco et le beurre de karité avec l'huile d'olive à feu doux. Installer un thermomètre et porter le mélange à une température située entre 49 °C et 60 °C.

Le jaune d'œuf est un ingrédient important dans les préparations pour les cheveux, car il les tonifie et les nourrit.

Verser la soude caustique dans l'eau et brasser jusqu'à dissolution des cristaux. Amener le mélange à une température située entre 49 °C et 60 °C.

Lorsque les températures convenues sont atteintes, verser le mélange eau-soude dans le mélange des gras. Brasser jusqu'à obtention de la trace.

À l'apparition de la trace, ajouter les extra mesurés au préalable, un à un. Brasser entre chaque ajout. Terminer avec les huiles essentielles et la teinture de benjoin qui servira de conservateur.

Même si la préparation redevient liquide après l'addition des huiles fines et des huiles essentielles, il n'est pas nécessaire d'obtenir une deuxième trace. Mettre en moule avec cette consistance. Recouvrir d'une pellicule de plastique, envelopper d'une serviette épaisse et laisser la pâte incuber pendant 24 heures.

Après le démoulage, le savon séchera pendant 4 semaines.

Une fois le savon séché, l'envelopper d'une pellicule de plastique et le conserver au frais afin de préserver les huiles fines.

La recette peut être adaptée selon les besoins. Par exemple, éliminer les huiles essentielles pour les peaux sensibles, augmenter le beurre de karité pour les cheveux secs, etc.

Le résultat de ce shampooing est étonnant, car il traite le cuir chevelu.

Savon à raser

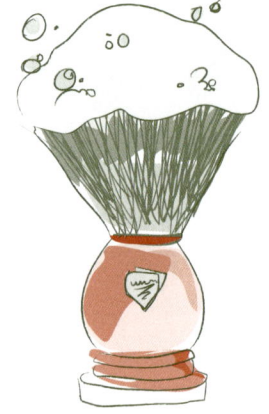

Ingrédients

250 g d'huile d'olive
150 g d'huile de noix de coco
50 g d'huile de jojoba
50 g de beurre de karité
30 ml d'acide stéarique
250 ml d'eau
70 g d'hydroxyde de sodium

Ingrédients à ajouter à la trace

2 c. à soupe de bentonite
1 c. à soupe d'huile d'avocat
½ c. à thé de teinture de benjoin
1 c. à thé d'HE de camphre (*Cinnamomum camphora*)
1 c. à thé d'HE d'eucalyptus (*Eucalyptus globulus*)
½ c. à thé d'HE de cannelle (*Cinnamomum verum*)
½ c. à thé d'HE de girofle (*Eugenia caryophyllus*)

Température entre 49 °C et 55 °C

Chauffer ensemble les gras et l'acide stéarique jusqu'à une température située entre 49 °C et 55 °C.

Dans une grande tasse à mesurer en verre, verser la soude caustique dans l'eau et plonger un thermomètre pour atteindre une température située entre 49 °C à 55 °C.

Lorsque les températures sont atteintes, verser la solution caustique dans les gras et brasser jusqu'à l'apparition de la trace.

Saupoudrer la bentonite, incorporer l'huile d'avocat, les huiles essentielles et la teinture de benjoin. Bien mélanger et verser dans les moules ronds s'ajustant aux tasses conçues pour les savons à barbe.

L'acide stéarique contribuera à la formation d'une mousse stable et épaisse tandis que l'ajout de bentonite fera glisser le rasoir.

Savon antimoustique

La base du savon antimoustique est celle d'un savon simple à l'huile d'olive, à l'huile de canola et à l'huile de noix de coco auxquelles sont ajoutées des huiles essentielles répulsives, comme la lavande, la citronnelle, le géranium rosat, le cèdre ou l'eucalyptus.

La combinaison du savon antimoustique et du vaporisateur anti-moustique éloigneront les maringouins à coup sûr ! La marche est maintenant possible en forêt tout le mois de juin.

Savon à vaisselle en hommage à ma belle-mère

Madame Couture, de regrettée mémoire, réalisait son savon domestique. Pour fabriquer du savon à vaisselle, elle insérait un morceau de savon produit avec du gras animal entre deux passoires qu'elle reliait tout simplement avec une attache de métal. Sous le robinet, elle brassait la passoire afin de diluer le savon dans l'eau. C'était là son savon à vaisselle, écologique et sans odeur. Une femme en avance sur son temps !

Une autre solution, empruntée cette fois-ci à Greenpeace, est de râper le savon dans une casserole, de couvrir d'eau et de laisser mijoter à feu doux jusqu'à dissolution du savon. Ajouter un peu de vinaigre à l'eau pour éliminer la graisse. Embouteiller et le voilà fin prêt pour laver la vaisselle.

La vente de cosmétiques artisanaux

« Un raisonnable rayonnement scientifique
à l'extérieur de nos frontières n'est pas un luxe,
mais une question de vie ou de mort. »

(**Frère Marie-Victorin**, « La science et notre vie nationale », 1936)

Au sens de la loi, un don est une vente. Cela indique qu'il faut respecter une réglementation lorsqu'on fabrique des cosmétiques chez soi pour ensuite en donner à l'entourage.

L'étiquetage du produit cosmétique doit être fait en français et en anglais. Il est interdit de donner des propriétés antirides ou autres qualificatifs du genre au cosmétique artisanal, mais « hypoallergène », « non parfumé » ou « sans agent de conservation » sont, entre autres, inclus dans le vocabulaire permis. Il est possible de signaler des propriétés au savon selon les gras utilisés, mais non d'après les huiles essentielles ou les infusions ajoutées à la préparation qui, toutes les deux, perdent leurs vertus dans le savon au contact de la soude caustique.

Il est impératif de retrouver sur l'étiquette la liste des ingrédients par ordre décroissant des quantités, le poids moyen pour les savons et la quantité nette pour les autres cosmétiques en unités de mesure métriques, le nom et l'adresse du fabricant du produit, les propriétés dudit produit et les avertissements et les mises en garde si nécessaire.

Les noms d'ingrédients utilisés doivent être tirés de la nomenclature internationale des ingrédients cosmétiques (INCI) qu'il est aisé de consulter sur Internet. Toutes les plantes doivent être nommées en latin.

En 2009, Santé Canada a mis en ligne un système électronique sécurisé permettant de traiter les demandes d'homologation, les licences d'exploitation et les autorisations cliniques pour les produits de santé naturels au pays. « Solutions Produits de santé naturels en ligne » contient une base de données sur 7 000 ingrédients médicinaux et non médicinaux jugés acceptables par Santé Canada. De même, une *Liste critique des ingrédients cosmétiques* est amendée régulièrement avec le Plan de gestion des produits chimiques. Il incombe au fabricant de consulter la « Liste critique » sur le site de Santé Canada, section cosmétiques.

Au Canada, les pigments et les colorants sont notés C.I., abréviation suivie de cinq chiffres ou du nom de la couleur. Afin de s'assurer que les pigments utilisés sont sans danger pour la santé humaine et pour l'environnement, il faut se référer à liste dressée par la Commission européenne.

Il est permis de vendre des plantes médicinales en vrac, dont celles autorisées par Santé Canada, sans demande d'homologation lorsqu'il n'y a pas d'allégations thérapeutiques rattachées au produit.

Pour vendre un produit étiqueté biologique, il faut une certification émise par un accréditeur qui offre le service comme « Québec Vrai » et « Écocert ».

Pour obtenir un profit raisonnable, un savon est évalué à 1,00 $ du 30 g ou de l'once. Si le savon est décoré avec des rubans, emballages, étiquettes, coffres ou autres, additionner le total des dépenses et le multiplier par quatre, ce qui donne une idée du prix de vente de l'ensemble cadeau tout en dégageant un profit.

Au demeurant, il reste à concevoir des emballages respectueux de l'environnement, recyclables, écologiques et inédits, en évitant les magasins à un dollar. Selon la loi canadienne, le mot cosmétique comprend les produits de beauté (maquillage, parfum, crème pour la peau, vernis à ongles) et les produits de toilette (dentifrice, savon, shampooing, crème à raser, désodorisant).

Mesures et conversions

Système impérial	Système métrique
¹/₄ c. à thé	1,25 ml
¹/₂ c. à thé	2,5 ml
1 c. à thé	5 ml
¹/₄ c. à soupe	4 ml
¹/₂ c. à soupe	7,5 ml
1 c. à soupe	15 ml
¹/₄ tasse	65 ml
¹/₃ tasse	85 ml
¹/₂ tasse	125 ml
²/₃ tasse	165 ml
³/₄ tasse	190 ml
⁷/₈ tasse	220 ml
1 tasse	250 ml

Volumes
1 ml = 30 gouttes d'HE
30 ml = 30 g = 1 once liquide
100 ml d'eau = 100 g

Poids
28,3 g = 1 once
454 g = 1 livre (16 onces)
1 kg = 2,2 livres

Températures
49 °C = 120 °F
55 °C = 130 °F

Autres mesures utiles
1 c. à thé de cire d'abeille = 4 g

1 c. à thé = 2,5 g de plantes séchées

50 g de plantes séchées = 100 g de plantes fraiches

Bibliographie

ABBÉ ANGE ARMAND. *L'Herboriste chez soi*, Montréal, Beauchemin, 1946, p. 8 et 15.

AGRICULTURE CANADA. *Cueillette et montage de spécimens botaniques*, Ottawa, 1981.

ASSINIWI, Bernard. *La Médecine des Indiens d'Amérique*, Montréal, Guérin, 1988.

AUDET, L.-P. *Le Frère Marie-Victorin*, Québec, Éditions de L'Érable, 1942.

BARDEY, Catherine. *Savons et parfums faits maison*, Cologne, Könemann, 2000.

BAY, Allan. *Simplissimo !*, Paris, Éditions Liana Lévi, 2004.

BÉLIVEAU, R., et D. GINGRAS. *Cuisiner avec les aliments contre le cancer*, Montréal, Trécarré, 2006.

BEVERLEY, Deena. *Les Fleurs. Pour créer, décorer, cuisiner*, Genève, Aubanel, 1999.

BOMBELI, K., et T. BOMBELI. *Recipes for Color Cosmetics*, MakingCosmetics. com, 2007.

BREMNESS, Lesley. *Les Plantes aromatiques et médicinales. Le guide visuel de plus de 700 espèces végétales à travers le monde*, Paris, Bordas, 1996.

BROWN, Lynda. *La Vie en bio*, Paris, Hachette, 2001.

BYERS, Dorie. *Natural Body Basics*, Bargersville (Indiana), Gooseberry Hill Publications, 1996.

CARTON, Dominique, et Gaëtan DU CHATENET. *Guide des teintures naturelles*, Paris, Delachaux et Niestlé, 1990.

CLERGEAUD, C., et L. CLERGEAUD. *Huiles de beauté et de santé*, Turquant (France), Éditions Cheminements, 1997.

CODÈRE, Paul. *Les Secrets du règne végétal*, Montréal, Éditions Pauline, 1977.

COSS, Melinda. *Le savon, l'atelier*, Outremont, Éditions du Carrousel, 1999.

COSS, Melinda. *Délicieux savons*, Outremont, Éditions du Trécarré, 2001.

COUPLAN, François. *Les Belles Vénéneuses. Plantes sauvages toxiques*, Flers, Éditions Équilibres aujourd'hui, 1990.

COUPLAN, François. *La Cuisine sauvage : comment accommoder mille plantes oubliées*, Flers, Éditions Équilibres aujourd'hui, 1990.

DONALDSON Stephanie. *Plaisirs du bain*, Genève, Éditions Minerva, 1999.

DONNA Maria. *Making Aromatherapy Creams and Lotions*, North Adams (Massachusetts), Storey Publishing, 2000.

EGÉ, Monique, et Elizabeth MAYAR. *Le Livre de l'huile*, Issy-les-Moulineaux, Éditions Morisset, 1997.

FAILOR, Catherine. *Making Natural Liquid Soap*, Pownal (Vermont), Storey Books, 2000.

FERRIS, Paul. *Les Remèdes de santé d'Hildegarde de Bingen*, Paris, Marabout, 2002.

FRANCO, Victor. *Mességué m'a dit son secret, ses recettes*, Paris, Presses de la Renaissance, 1977.

GOUVERNEMENT DU QUÉBEC, MINISTÈRE DE L'AGRICULTURE, DES PÊCHERIES ET DE L'ALIMENTATION. *Guide du botaniste amateur*, Québec, Direction générale des publications gouvernementales du ministère des Communications, 1982.

HEDLEY, Christopher, et Non SHAW. *Herbal Remedies*, Bristol (Angleterre), Parragon Book Services, 1996.

HOUDRET, Jessica. *La Pharmacie naturelle*, Avignon, Éditions Aubanel, 1999.

KABAT-ZINN, Jon. *Où tu vas, tu es*, Paris, Éditions Jean-Claude Lattès, 1996.

LACASSE, Odette. *Plantes médicinales et aromatiques de nos jardins*, Laprairie, Éditions Marcel Broquet, 1994.

LACOSTE, Sophie. *Beauté et soins naturels du visage*, Paris, Marabout, 1998.

LAMOUREUX, G., et P. NANTEL. *Cultiver des plantes sauvages... sans leur nuire*, Saint-Henri-de-Lévis, Fleurbec éditeur, 1999.

LIEUTAGHI, Pierre. *L'Environnement végétal*, Neuchâtel et Paris, Delachaux et Niestlé, 1972.

LIEUTAGHI, Pierre. *Le Livre des bonnes herbes*, Arles, Actes Sud, 1996.

LIS, M., et P. VINCENT. *La Cuisine des bois et des champs*, Arles, Actes Sud, 2000.

MAISON DE HÉ CAMELIA SINENSIS. *Thé. Histoire, terroirs, saveurs*, Montréal, Éditions de L'Homme, 2009.

MARCHINA, Jean-Charles. *Santé et beauté de votre peau*, Toulouse, Éditions Dangles, 1983.

MARIE-VICTORIN, Frère. *Flore laurentienne*, Montréal, Presses de l'Université de Montréal, 1964.

MAYOLLE, Emmanuel. *Les Industries du savon et des détergents*, Paris, Presses Universitaires de France, 1962.

MESSÉGUÉ, Maurice. *Toute une vie à se battre*, Paris, Éditions Robert Laffont, 1977.

MILLER CAVITCH, Susan. *The Soapmaker's Companion*, Pownal (Vermont), Storey Publishing, 1997.

MOHR, Merilyn. *The Art of Soap Making*, Willowdale (Ontario), Firefly Books, 1979.

MULLER, Marie-France. *L'Argile facile*, Genève, Éditions Jouvence, 1998.

NELSON Maxine. *Creative Face : Make Your Own Makeup*, New York, Sixth & Spring Books, 2005.

ODY, Penelope. *Les Plantes médicinales : encyclopédie pratique*, Montréal, Sélection du Reader's Digest, 1995.

PALAISEUL, Jean. *Nos grands-mères savaient... la vérité sur les plantes et la vie naturelle*, Paris, Éditions Robert Laffont, 1972.

PERNOUD, Régine. *Hildegarde de Bingen*, Paris, Éditions du Rocher, 1995.

POLANSKY, Iva. *250 recettes de beauté*, Montréal, France-Amérique, 1980.

RICARD, Matthieu. *Plaidoyer pour le bonheur*, Paris, Nil éditions, 2003.

RICHARDSON, Rosamond. *Country Wisdom*, Londres, Kyles Cathie, 1997.

R. P. LOUIS-MARIE, O.C.S.O. *Guide du botaniste amateur*, Gouvernement du Québec, 1982.

SANDERSON, Liz. *Je fabrique mes produits de beauté naturels*, Paris, Retz, 1979.

SCHALLE, Albert. *La Médecine naturelle Kneipp, celle des réussites*, Colmar, Éditions Alsatia, 1965.

SCHINDLER, Ingrid. *La Cuisine aux roses*, Zurich, Éditions Viridis, 2000.

SÉLECTION DU READER'S DIGEST, *Secrets et vertus des plantes médicinales*, Paris, 1985.

SÉLECTION DU READER'S DIGEST, *Les Médecines de la nature*, Paris, 2003.

SÉLECTION DU READER'S DIGEST, *Les Plantes médicinales, Paris*, 2009.

SERRENTINO, Jo. *Le Guide des huiles essentielles*, 2ᵉ éd., Québec, Dimensions Littéraires, 1995.

STIENS, Rita. *La Vérité sur les cosmétiques*, Paris, Éditions Leduc.s, 2001.

STIER, Bernard. *Secrets des huiles de première pression à froid*, Québec, Orphée, 1990.

THEISS B., et P. THEISS. *Le Bien-être de la famille par les plantes*, Monaco, Éditions du Rocher, 1990.

TREBEN, Maria. *La Santé à la pharmacie du bon Dieu*, 14ᵉ éd., Steyr (Autriche), Wilhelm Ennsthaler, 1987.

TREBEN, Maria. *La Médecine familiale par les plantes*, Monaco, Éditions du Rocher, 1989.

TREBEN, Maria. *Prévenir et guérir les maux de tête et migraines*, Monaco, Éditions du Rocher, 1991.

VAN DER ELST, Eric. *Faites votre herbier vous-même*, Paris, Solar, 1980.

VAUTRIN, Danielle. *Une peau zéro défaut*, Monaco, Éditions Alpen, 2005.

VILMORIN DE, J.-B., et M. CLÉBANT. *Le Jardin des hommes*, Paris, Éditions Le Pré aux Clercs, 1996.

Carnet d'adresses

Cours sur la fabrication du savon et sur les produits pour les soins du corps. Contact : sylviefortin5@gmail.com

www.cosmeticsdatabase.org
(L'accès à ce site se fait via « Skin Deep » qui est un guide de sécurité sur les cosmétiques et les produits de soins personnels mis à votre disposition par les chercheurs du Groupe de travail sur l'environnement.)

www.davidsuzuki.org

www.sc-hc.gc.ca
(Site de Santé Canada où est publié la liste des ingrédients à surveiller dans les cosmétiques et les lois en vigueur, la législation sur la vente des cosmétiques.)

cosmetiques@hc-sc-gc.ca
(Déclarations et réglementation ayant trait aux cosmétiques.)

www.cctfa.ca
(Site de la Canadian Cosmetic Toiletry and Fragrance Association.)

www.herbularius.com
(Vente de fournitures pour fabriquer les savons et les cosmétiques, cours offerts, Québec.)

www.savonpopulaire.ca
(Vente d'ingrédients pour fabriquer les savons et les cosmétiques, Québec.)

www.noblessence.com
(Matière première pour fabriquer les cosmétiques, Québec.)

www.aliksir.com
(Distillation et vente d'huiles essentielles, Québec.)

www.savoncarpediem.com
(Vente de savons, ateliers et musée sur l'histoire du savon, Québec.)

www.synergiesoinsnaturels.ca
(Vente de produits cosmétiques fabriqués avec soin, recettes disponibles, Québec.)

www.herboriste.info
(Site internet de Capucine Chartrand, herboriste, Québec.)

www.aroma-zone.com
(Site sur les ingrédients pour fabriquer les cosmétiques avec une mine de renseignements sur une multitude d'ingrédients, France.)

www.topsanté.com
(Santé et bien-être au quotidien.)

www.etikeco.com
(Consommer autrement et recettes disponibles sur le site.)

www.observatoiredescosmetiques.com
(Portail indépendant d'informations sur les cosmétiques, France.)

www.deserres.ca
(Vente de matériel d'art et de loisirs créatifs, Québec.)